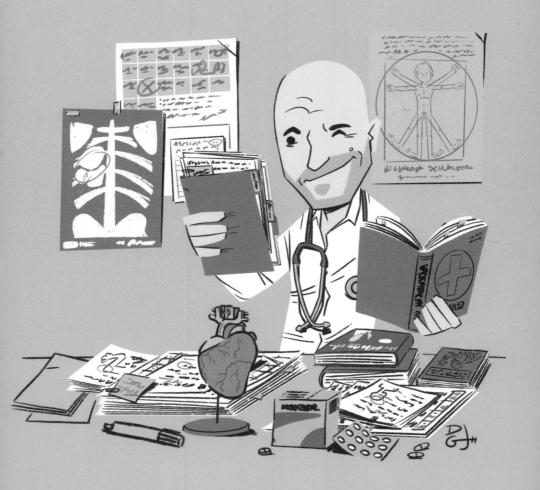

¿TE PUEDO HABLAR CLARO?

¿TE PUEDO HABLAR CLARO?

FERNANDO FABIANI

Papel certificado por el Forest Stewardship Council®

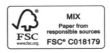

Primera edición: octubre de 2019

© 2019, Fernando Fabiani
© 2019, por las ilustraciones, David Gj
© 2019, Penguin Random House Grupo Editorial, S.A.U.
Travessera de Gràcia, 47-49. 08021 Barcelona

Maquetación: Fernando de Santiago

Printed in Spain – Impreso en España

ISBN: 978-84-03-52127-8
Depósito legal: B-17376-2019

Impreso en Gómez Aparicio, S. L.
Casarrubuelos (Madrid)

AG 21278

Penguin
Random House
Grupo Editorial

La ciencia debe comenzar con los mitos y
con la crítica de los mitos.

KARL POPPER

Hasta cuando bromeo digo la verdad.
Y no es ningún chiste.

GROUCHO MARX

¿Eso tampoco es cierto?
Me estás destrozando la vida.

UNA AMIGA

A ellas tres.
Con vosotras,
hasta el infinito
y ¡más allá!

ÍNDICE

¿Te puedo hablar claro?

Esta es una de esas preguntas que los médicos nunca deberíamos hacer en una consulta. Hay otras como: «¿Y eso cómo ha llegado a ese sitio?», «¿Para qué sirve ahí un piercing?» o «¿Es usted su mujer o su madre?», pero me centraré en la primera. Vamos a ver, ¡¿qué significa esa pregunta?! O mejor dicho, ¿qué se puede responder a esa pregunta? Si un paciente es recibido con esa pregunta, puede darse por jodido. Primero, porque nadie te pregunta si te puede hablar claro para darte una buena noticia. «¿Te puedo hablar claro?» es a la relación médico-paciente lo que «Tenemos que hablar» a las relaciones de pareja. No presagia nada bueno. Segundo, porque no tienes escapatoria. ¿Qué vas a responder? «No, doctor, no me hable claro, dígame que estoy estupendamente y me voy a casa a celebrarlo..., si me da tiempo». No te queda más remedio que responder: «Pues claro, doctor, hábleme claro». Te han hecho una pregunta que cruza el punto de no retorno, como cuando haces «¡Pop!», que ya sabes que no hay «Stop». No puedes detener lo inevitable.

Es, por tanto, una pregunta un tanto tramposa, aunque los que viven invitando a salir de la zona de confort a los demás con una cuenta bancaria a su nombre la mar de confortable le llamarían una pregunta potente. Y como no estoy en una consulta sino en un libro, en esta ocasión me he decidido a utilizarla. Porque me temo que no traigo buenas noticias y porque quiero que te sientas obligado a abrir este libro. Quizá estar ojeando este prólogo sea ya un punto de no retorno. Abrir este libro es como elegir la pastilla roja de *Matrix*, pero en modo salud. Aún estás a tiempo, puedes cerrarlo ahora mismo, zamparte la pastilla azul y seguir siendo feliz en tu país de las maravillas creyendo en los cortes de digestión y protegiéndote de las corrientes. O, por el contrario, puedes atreverte a leer estas páginas y a ver caer una tras otra creencias, convicciones, refranes y perlas de la sabiduría popular.

Pero quiero ser igual de sincero en el prólogo que en el resto del los capítulos, así que ¿te puedo hablar claro? Este es el libro que tu madre no quiere que leas. El que te hará morderte la lengua mientras sonríes por dentro, pensando: «Yo sé que no es así», cada vez que oigas a gente a tu alrededor hacer este tipo de afirmaciones. Tendrás que mordértela porque, créeme, entrar a discutirlo puede estropear el ambiente de esa agradable cena familiar o barbacoa entre amigos, puede acarrearte acaloradas discusiones e incluso hacer que te expulsen del grupo de WhatsApp de madres del colegio (que igual, bien mirado, es un tanto a favor). Sí, el libro puede robarte un poco de felicidad, pero, para compensar, podrás leerlo con una sonrisa. Ríe. Aprende. Reflexiona.

A partir de ahora, ¡que no te cuenten mitos! ¿Qué mejor forma de ver caer las más profundas convicciones que con una sonrisa?

Disfruta de este libro. No, no lo cierres sin leerlo. Recuerda que la peor ignorancia es la de la propia ignorancia. Y si lo que te preocupa es que tu madre o tu abuela dejen de hablarte por ello, regálales un ejemplar y sácalas del lado oscuro.

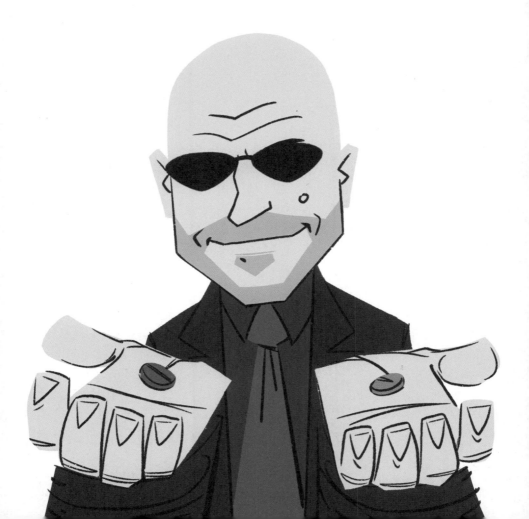

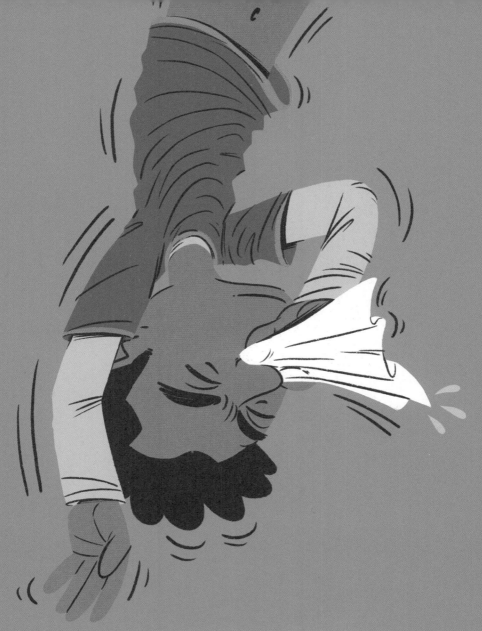

EL CATARRO
BAJA AL PECHO

Le tenemos miedo a no poder pagar la hipoteca, a coger una carta de Hacienda, a quedarnos sin batería en el móvil, a que al niño «se le vaya el cuerpo» si se asoma a un balcón, a abrir la nevera con los pies descalzos..., pero hay pocos miedos tan profundos como el miedo a que el catarro «se baje al pecho». De hecho, si los directores de películas de terror fueran espabilados, encontrarían ahí un filón. Nuevos malvados de esos de camisas de cuadros, con la cara quemada, que te proponen jugar a un juego, o con caretas llenas de agujeritos como las bragas antiguas, pero que tienen el poder de, con solo mirarte, bajarte del tirón el catarro al pecho.

Como todas las creencias, tiene una base de realidad sobre la que se construye y que le da fuerza, sentido e incluso argumentos para defenderla donde sea necesario. La historia es conocida. Una mañana te levantas acatarrado, con algo de mocos en la nariz, tos seca, quizá un pelín de lagrimeo o incluso picor de garganta. Al cabo de unos días parece que la tos ya no es tan seca, viene algo de moco de la garganta. En alguna ocasión, unos días más tarde, acabas en el médico, que te diagnostica una bronquitis o, incluso, quizá una vez tuviste una neumonía. El análisis parece evidente e intuitivo, tenía un catarro con mocos en la nariz, después tenía los mocos en la garganta y acabé con una bronquitis, luego... el catarro me ha bajado al pecho.

Y ahí tenemos ese catarro que parece un ascensorista subiendo y bajando a su antojo como en los hoteles y hospitales donde tú coges el ascensor en la segunda planta y no sabes muy bien si bajará (lo que quieres porque vas a la cafetería) o te llevará de ruta por la sexta o séptima antes de bajarte... Que, por cierto, aprovecho para hacer una petición: si el ascensor sube, cógelo solo si necesitas subir y si no, espera a que baje. Cuando te diga tu mujer lo de «Espera, niño, que este va para arriba», hazle caso, y no respondas: «Bueno, ya bajará»... antes de meterte como un poseso en el ascensor. ¿Bueno, ya bajará? ¿De verdad? ¿Te imaginas ir de Sevilla a Córdoba, pero coger por error la Ruta de la Plata: «Espera, niño, que esta va para Mérida», y tú: «Bueno, ya volveremos». Un consejo: aunque el ascensor tenga dos botones, solo hay que pulsar uno. Si quiero bajar, el de bajada; si quiero subir, el de subida. Si pulsas los dos, el ascensor no viene más rápido, sino que para, aunque no vaya en la dirección que tú necesitas, y una vez que abre las puertas, sientes una atracción irrefrenable a meterte en su interior como un adolescente ante una novia de verano.

Tomamos al catarro por un ascensor y lo imaginamos bajando a nuestro particular semisótano deseando provocarnos una bronconeumonía (porque bronquitis suena mal, neumonía peor, pero lo de bronconeumonía nos huele a incienso). Como expresión popular, vale; es incluso atinada: «Tenía un catarro —vías respiratorias altas— y ahora tengo una bronquitis —vías respiratorias bajas—, luego el catarro "ha bajado"». Hasta aquí el razonamiento es impecable. Entonces ¿dónde está el problema? Pues en que pensamos que, siguiendo el símil, podemos pulsar algún botón para evitar que baje. Y nos volvemos locos pulsando botones inútilmente. Botones mucolíticos, botones de jarabes para la tos o el botón rojo, el botón antibiótico que debe ser pulsado simultáneamente por al menos otra persona (igual que el botón nuclear de las películas), en este caso un sanitario, bien sea un farmacéutico que pilles en horas bajas y te lo dispense sin receta o bien un médico que o crea como tú en los ascensores o que no lo haga, pero que, bajo tu presión y miedo, acabe pulsándolo contigo para ahorrar discutir diez minutos dentro de un ascensor un poco estrecho. La realidad es que si no baja no es por pulsar ninguno de ellos, sino porque no tenía previsto hacerlo. Y si tiene que bajar, bajará, porque ni el mucolítico ni el jarabe para la tos ni el antibiótico tienen efecto alguno sobre la evolución de un catarro, ninguno de ellos podrá detener el ascensor en el caso de que su destino sea el semisótano.

Hay personas que por su historia previa de asma, por ser fumadoras o simplemente por su edad avanzada tienen más probabilidades de que a raíz de un catarro acaben desarrollando una bronquitis o una neumonía y, por eso, si los síntomas empiezan a cambiar (pitos en el pecho, fiebre, dificultad al respirar o expulsar con la tos mocos de color verde oscuro, marrón o con sangre), deben consultar por si necesitan algún otro tipo de tratamiento. Así que si quieres prevenir en lo posible esas «bajadas», no te atiborres de medicamentos, no pulses botones a lo loco como un niñato con los telefonillos de los bloques... Si quieres prevenir la bronquitis, sigue correctamente tu tratamiento del asma o la alergia y, sobre todo, deja de fumar[1].

---

1 Dejar de fumar, por cierto, sí que es un botonazo gordo y bien rojo que cuanto antes lo pulses, mejor. Eso detiene el ascensor de los catarros, y si además es pulsado a tiempo, puede frenar el autobús de la bronquitis crónica y el enfisema, el taxi de la impotencia, el metro de las amputaciones por problemas circulatorios e incluso AVE directos a cáncer de pulmón, de garganta, de vejiga y decenas de destinos cancerígenos por toda la geografía de tu organismo.

EL CORTE DE DIGESTIÓN

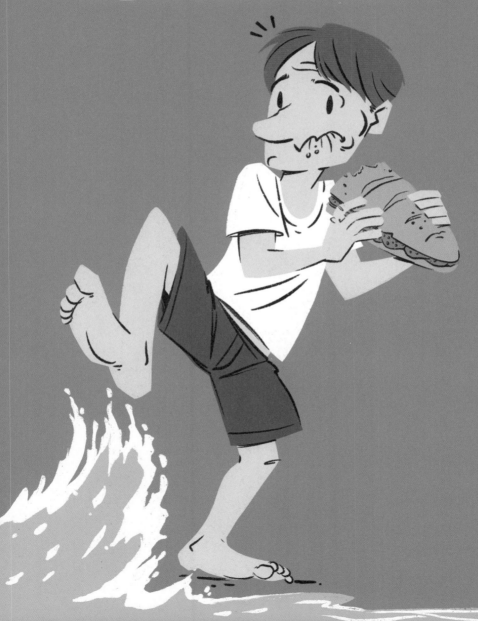

Cuando uno piensa en un mediodía de verano de su infancia, le vienen a la memoria múltiples imágenes, desde la muerte de Chanquete en una de las reposiciones de *Verano Azul* (o incluso el verano de su estreno, según edades) hasta el culebrón del momento (qué años aquellos de *Falcon Crest*), pasando por el sonido de chicharras y grillos, las etapas del Tour de Francia y la vuelta a España, sabores a melón o sandía, juegos de cartas, casas «a oscuritas» para que no haga mucho calor y, sobre todo..., la hora de la siesta. Y lo de «hora» de la siesta era una forma de hablar, porque para tus padres la hora de la siesta empezaba a las tres y no acababa antes de las cinco y media.

¿Cómo era posible retener a los niños más de dos horas lejos de la piscina o del mar, pese a los insufribles récords de temperatura de los termómetros, y más aún en los años en los que el aire acondicionado solo existía en El Corte Inglés? Evidentemente, el argumento de «tus padres quieren dormir la siesta» era un poco pobre y podía dar lugar a disputas y negociaciones, por lo que todo se zanjaba con un:

—¿Bañarse ahora? ¡Imposible! ¡Que se te corta la digestión!

Te quedabas estupefacto y preguntabas:

—¿Y cuándo podemos bañarnos?

—Cuando hagas la digestión.

La repregunta estaba a huevo, claro.

—Y eso ¿cuánto tiempo es?

Y ahí, a tu madre o a tu padre le temblaba un poco el labio y, tratando de mostrar seguridad, decía...

—Mínimo dos horas, mí-ni-mo.

Y se marchaba hacia su habitación con un giro de cintura dejando caer un:

—Así que a jugar tranquilitos y sin hacer ruido, que nosotros vamos a aprovechar para dormir la siesta.

¡Te cagas! El tema era vendido de manera espectacular: «Ya que no nos queda más remedio que guardar las dos horas (¡mínimo!) de digestión, tu padre y yo (o viceversa) nos vemos abocados a dormir la siesta»... Y gracias a ello, sin duda, muchos de nosotros tenemos hermanos.

¿Lo inventaron ellos? No creo. Seguro que ellos lo sufrieron como hijos de nuestros abuelos... Pero si siguiéramos mirando hacia atrás, encontraríamos al inventor del corte de digestión, que yo bautizaría como «el padre de las siestas». Bueno, seguramente, y me la voy a jugar, sería «la madre de las siestas», porque tradicionalmente han sido las mujeres las que se han mostrado más preocupadas con los temas de salud de la familia y feroces defensoras de la sagrada digestión. Decía que, seguramente, vio en primera persona o supo de alguien que, tras una comida especialmente copiosa (tipo plato de callos con garbanzos o una buena fabada asturiana), se zambulló sin miedo ni vergüenza y haciendo un picado en un mar helado... y nunca salió. El razonamiento era elemental, querido Watson: «Acaba de comer, luego está haciendo la digestión y, si se ha muerto al bañarse, algo tendrá que ver el agua con esa digestión... "Se le ha cortado la digestión"». Y así, hasta nuestros días.

¿Cuál es la base real? Existe lo que los sanitarios llamamos «hidrocución», la pérdida súbita de conocimiento o la muerte directa de la persona al sumergirse en el agua por un cambio brusco de temperatura. Dicho de otra forma, sí, hay gente que muere cada año tras tirarse bruscamente a un agua helada, pero en ningún caso se corta la digestión; de hecho, la digestión es un proceso que incluso continúa un tiempo después de muerto. Y este problema de «hidrocución» está favorecido por diferentes situaciones, como hacer ejercicio intenso antes del baño, consumir tranquilizantes, una exposición prolongada al sol ya sea trabajando o tomando el sol en modo lagarto, agua muy fría y..., ¡bingo!, comidas muy copiosas[2].

Total, que si hemos comido mucho está bien no bañarse en agua demasiado fría o meterse en ella poco a poco (qué encanto tiene eso de mojarse las piernas, las muñecas y la nuca..., ¡y en ese orden!), pero la misma precaución debes tener si vienes de correr por el paseo marítimo, de jugar un partido de fútbol, acabas de cortar el césped del chalet o de podar trescientos metros de seto, o si has estado puesto a la parrilla vuelta y vuelta de dos a tres de la tarde... estés haciendo la digestión o no.

Dicho eso, afirma el refranero que «cuando seas padre comerás huevo», así que «cuando seas padre o madre, dormirás siesta», y el «corte de digestión» es un argumento espectacular para zanjar cualquier tipo de duda al respecto. Pero que tú lo sepas: la digestión no se corta, que es la digestión y no una mayonesa.

---

2 Curiosamente pasó a la posteridad como «corte de digestión» y no como «corte de sudoración» o «choque de temperatura», probablemente, porque solo el primero daba ocasión a la sagrada siesta.

LA BAJADA DE DEFENSAS

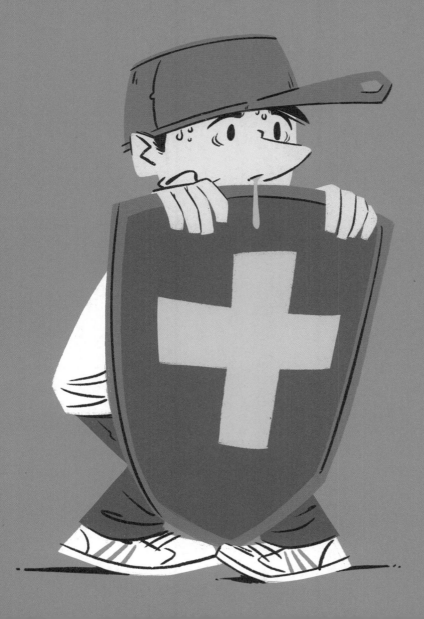

Hace años que dejó de haber tormentones y solo hay ciclogénesis explosivas, que desaparecieron las magdalenas y solo hay *muffins*, que Mr. Proper es Don Limpio, que desaparecieron los blandiblúes pero hay *slimes* por todas partes, que nadie hace *footing* por las calles, pero das una patada a una piedra y salen cincuenta *runners* (ya sea la patada pronadora o supinadora)... y, del mismo modo, por una misteriosa razón, ya no existen las malas rachas, sino que estamos convencidos de sufrir temibles bajadas de defensas. Por la misma superstición por la que si se nos caen las cosas de las manos, pensamos que alguien está hablando de nosotros; si nos pica la nariz, que nos vamos a pelear con alguien; y si lo que nos pica es la palma de la mano, pensamos que vamos a cobrar (igual el que te va a hacer cobrar es ese al que le pica la nariz), pensamos que si hemos pasado tres herpes, nos han salido llagas varias veces en el último mes, nos hemos resfriado más de lo que nos gustaría este invierno o simplemente hemos tenido dos gastroenteritis en poco tiempo, irremediablemente, debemos tener las defensas bajas.

Y ¿qué ocurre?, que por si fuera poco pasar la mala racha (si molesta una simple llaga, imagina tener tres o cuatro seguidas), encima estamos atemorizados por esa temida bajada. Entonces vamos sin perder tiempo a consulta para pedir una analítica que confirme nuestras sospechas, un análisis que corrobore nuestra intachable teoría. «Hágame un análisis porque debo estar bajo de defensas». Lástima que los análisis solo muestren algunos valores y un puñado de asteriscos... y no una gran frase: «Tiene usted una mala racha..., ya pasará». En otros casos, sin necesidad de confirmar nuestra sospecha, nos tiramos de cabeza a consumir productos que presumen de que subirán inmediatamente nuestras defensas poniéndolas allí de donde nunca debieron bajar. Y nos atiborramos de pastillas efervescentes de vitamina C o su versión natural, los zumos de naranja natural por castigo, complejos vitamínicos con ginseng o jalea real (las abejas nunca tienen las defensas bajas ¿o tú has visto alguna vez una abeja con un herpes?) o yogures líquidos que cuando los beben en los anuncios parece que se ponen radiactivos.

Pues no, no te han bajado las defensas, igual que cuando pasas un año entero en el que no has tenido ni un triste moqueíllo, no significa que estés sobrado de ellas. Tus defensas están normales, defensa arriba, defensa abajo; y además no son medibles, no salen en los análisis. La verdadera bajada de defensas, la que sí debe preocuparnos, es lo que se conoce como inmunodepresión, esta es bastante más grave y no cursa con un par de herpes o cagando suelto varias veces.

Así que si te pica la palma de la mano, mira a ver si ha sido un mosquito; si se te caen las cosas de las manos, pon un poco más de atención a lo que haces; si te pica la nariz, ráscate..., pero deja de buscar bulla, y si estás pasando una mala racha, no busques la causa en un análisis, no te atiborres a productos presuntamente inmunofortalecedores y, tranquilo, que después de la mala racha, viene la buena.

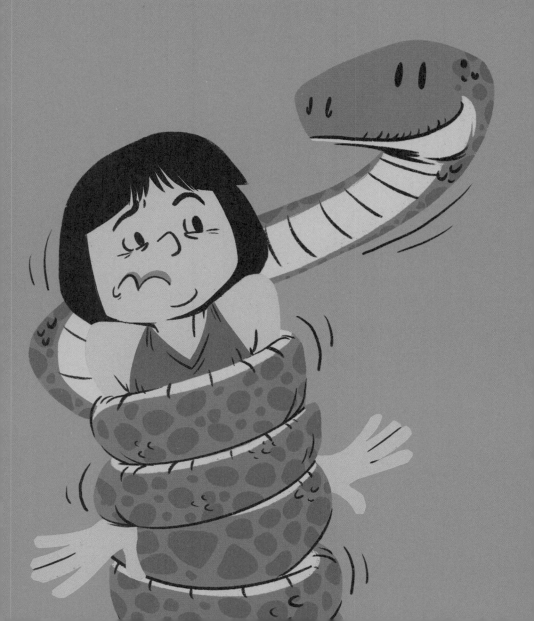

Sabes que es absurdo, completamente absurdo, pero llevas oyéndolo toda la vida y aunque hay algo en tu interior que te hace estar convencido de que eso no puede ocurrir, no estás del todo tranquilo. Estás en una piscina, te entran unas incontrolables ganas de orinar y piensas: «Si lo dejo salir así como quien no quiere la cosa, ¿saldrá el círculo rojo?»[3]. Y aunque la razón te dice que eso no puede ser, que es un cuento para niños o de viejas (que viene a ser lo mismo, cuentos de viejas contados a niños), el miedo hace que no lo descartes completamente...

Con la famosa culebrina (o culebrilla) ocurre exactamente lo mismo, siempre has oído que si bien es algo bastante molesto y pesado, esta no tiene ninguna im-

---

3 ¿Sabes que cuando los ojos se irritan mucho en la piscina y piensas: «Eso es que tiene mucho cloro»... a veces lo que tiene es mucha orina? Se ve que el que comprueba que lo del círculo rojo no funciona, pues ya le coge afición.

portancia. No, salvo que la culebrilla (o culebrina) se cierre, entonces es realmente peligroso, corres «peligro mortal». E igual que acabas controlando tu esfínter en la piscina ante la mínima posibilidad de que un círculo rojo te delate delante del resto de bañistas, no puedes evitar mirar cómo esa culebrina (o culebrilla) va avanzando por el costado poco a poco mientras temes que dé la vuelta y acabes llamando al telefonillo de San Pedro (que, por cierto, lo de dejar de encargado de la puerta al que te ha negado tres veces no sé si es cuestión de perdón infinito, de torpeza de los de recursos humanos o de interés de que haga la vista gorda para que el cielo esté animado). En no pocas ocasiones te lleva a la consulta para, verbalizando claramente ese miedo o no, pedir un diagnóstico que a menudo ya conoces o que te ha hecho tu propia vecina, antes de recordarte que «lo malo es que se cierre»...

Pero entonces ¿es peligroso que se cierre o no? La verdad es que no es ni peligroso ni beneficioso, es simplemente imposible que ocurra. La famosa culebrilla (o culebrina) es el nombre popular que se utiliza para hablar del llamado herpes zóster, producido por un virus muy original que una vez que llega es para quedarse, como las canas, los gatillazos o *Rexona,* que «no te abandona». Este virus, el primer día que te visita, te provoca una varicela de las de toda la vida, pero una vez que tu cuerpo ha combatido la infección, mejoras y crees que se ha ido, lo que ha hecho es irse..., pero a dormir a un ganglio sensitivo (un ganglio de nuestro sistema nervioso) y ahí te espera para cogerte un día desprevenido. Ese día, normalmente cuando ya tienes poco del niño que fuiste, se reactiva y afecta al nervio que depende de ese ganglio (provocando un dolor quemante bastante desagradable) y de ahí a la piel que depende de ese nervio donde el virus produce esas ampollitas tan poco estéticas. El sitio más frecuente es el tórax, pero también puede afectar a la cabeza (si afecta al ojo o al oído hay que vigilarlo más de cerca). Pues bien, da la casualidad de que el cuerpo, bastante simétrico en su anatomía salvo conocidas excepciones (hígado y vesícula solo en el lado derecho; bazo solo en el izquierdo; corazón en el centro izquierda —como el PSOE—, aunque más centro que izquierda —como el PSOE—; o los testículos que siendo dos siempre hay uno que cuelga más que el otro...), tiene también los nervios del tórax a pares, uno a cada lado. Así pues, si el virus recorre un nervio y la piel que depende de él, nunca atravesará la línea media del cuerpo[4], ni por delante ni por detrás, siendo por tanto imposible que la culebrina (o culebrilla) se cierre o «se muerda la cola».

Por tanto, si alguna vez tienes una culebrilla (o culebrina), acude a tu médico para que te oriente sobre cómo controlar el dolor si es intenso (no suele remitir con los calmantes habituales) y para ver si está indicado usar una medicación más específica para tratarla, pero quédate muy tranquilo, que no se cerrará; no, no puede

---

4 Cuando aparecen lesiones en la piel en las que los médicos dudamos de si es o no una culebrina (o culebrilla), si cruza esa línea media, podemos descartarla con total seguridad. Truquillos de médico. Igual que si alguien trae roto el nudillo del meñique, sabemos que sí o sí le ha dado un puñetazo a algo o a alguien o que si un chaval llega a la consulta con una gonorrea, estás seguro de que no la ha cogido paseando por el campo.

hacerlo. Es imposible que se cierre. Como la bolsa que viene con el edredón dentro, una vez que lo sacas, no hay quien vuelva a cerrarla, te pongas como te pongas. Ahora bien, lo de la piscina y el círculo rojo yo no lo tendría seguro del todo, no te arriesgues..., sobre todo si te bañas en la piscina de mi urbanización.

MÁS VALE PREVENIR

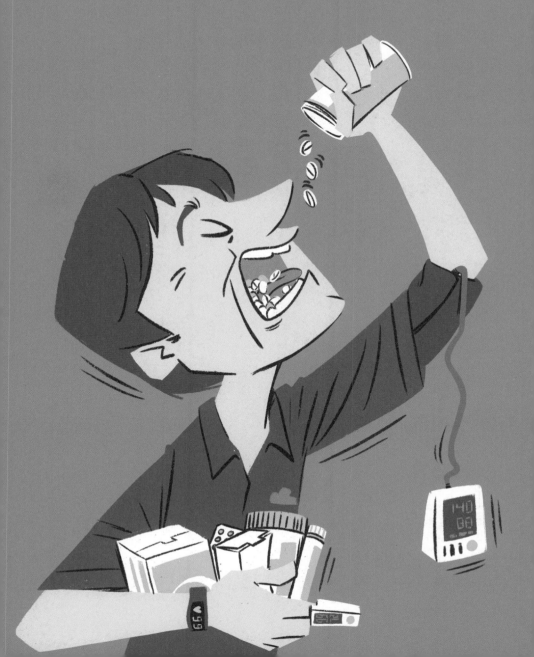

Por mucho que sea tradición popular y uno de los refranes más arraigados en nuestra cultura, por mucho que lo repitiera el programa de Televisión Española durante varios años, por mucho que te lo diga tu madre cuando te mete dos forros polares en la mochila para ir a la playa un fin de semana de agosto con tu novia (que tu madre lo que no sabe es que la arena igual ni la pisas), por mucho que esa expresión esté anclada en lo más profundo de nuestro subconsciente..., no siempre es así. ¡¿Cómo?! Tal cual. Igual que lo de «A quien madruga, Dios le ayuda» no siempre es verdad... porque si Dios te ayudara bien ayudado, a ti no te haría falta ni madrugar siquiera.

El refrán dice más o menos que «Más vale prevenir que curar», aunque tiene más finales alternativos que una película en Blu-ray. «Más vale prevenir que... curar, sanar, lamentar», o los ya más elaborados: «Más vale prevenir el mal a tiempo que, después de venido, buscar el remedio» (el que lo dice así muy de ir al grano no es),

«Más vale un "por si acaso" que un "¡quién pensara!"»
(este me encanta), «Más vale prevenir que ser prevenido» (por otro, se entiende) o el clásico, pero absurdo,
«Mejor es curarse en salud» (¿curar lo sano?).

Como decía, no es que el refrán no sea cierto, sino
que es impreciso. Debería decir algo así como «Más
vale prevenir que curar, siempre y cuando lo que queremos prevenir pueda ser prevenido, y que en el intento
de prevenir no se provoque más daño que el beneficio de la posible prevención en sí misma». Sí, ya sé que el
refrán así igual queda un pelín largo, pero es lo que hay.
Vayamos por partes. Lo que no se puede prevenir, es
imposible prevenirlo. Parece sencillo. Desgraciadamente, no somos capaces de prevenir la inmensa mayoría de
las enfermedades y son como un cuñado intenso o una
calvicie prematura, que si te toca, te toca. Por otra parte,
una cosa es prevenir y otra diagnosticar pronto, que no
es prevenir la enfermedad, sino tratar de disminuir sus
consecuencias. Pero es que eso de diagnosticar pronto
o «a tiempo» tampoco conocemos formas de hacerlo en
la mayoría de las enfermedades. Y por último, no está
mal recordar que todo lo que hacemos los sanitarios
con intención de prevenir, diagnosticar o tratar tiene
riesgo. Todo. To-do.

El problema es que los médicos llevamos muy mal
lo de no hacer cosas, nos sentimos mal no intentando
hacer algo, y acabamos haciendo más de la cuenta. Así
que encima no nos deis palmas, que nos arrancamos a
bailar rápido. Es lo que tiene nuestra carrera, que nos
programan para diagnosticar y tratar cuando a veces lo

mejor es no tratar de diagnosticar. A ver, si no tenemos ninguna prueba que permita diagnosticar pronto una enfermedad, la solución no es hacer cualquiera de las pruebas disponibles al tuntún (o un kit completo con todas ellas), sino asumirlo y no hacer ninguna. ¿Por qué? Porque, como decía, cualquiera de ellas tiene riesgos, los de la prueba en sí (irradiación, pinchazos, perforaciones, sangrados...) y los de su interpretación o la validez de sus resultados. Y es que cuando usamos una prueba para diagnosticar, a veces falla, y dice blanco donde era negro, dice negro donde era blanco, dice negro y no es más que un gris sin importancia o simplemente solo es capaz de decir blanco o negro cuando el tema va de colores.

Desgraciadamente, estos excesos de la medicina que intenta prevenir a toda costa tienen unas consecuencias terribles y, más allá de que el humor nos ayude a entenderlo, hay que tomárselos muy en serio. ¿Quieres prevenir problemas de salud? Haz una dieta lo más saludable posible, practica ejercicio, evita consumir tabaco, alcohol y otros tóxicos, vacuna a tus hijos, conduce con precaución... Y de pruebas diagnósticas, las justas. Pide a tu médico que te haga solo lo que esté claramente indicado, que, si la cosa va de refranes, frente al abuso del «Más vale prevenir» puede haber un «Peor el remedio que la enfermedad».

NO ES BUENO BEBER LECHE

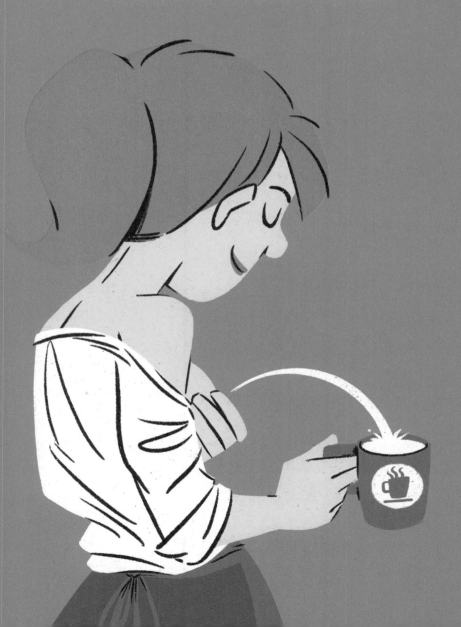

La leche es mala? Pues depende. Si te «dan una leche», así sin envase, muy bueno no parece, pero si te dan «un vasito» de leche igual te sienta hasta bien. Y es que la leche, al menos en la lengua castellana, tiene múltiples significados y usos muy diversos con muy diferentes connotaciones. «Ser la leche» suena bastante positivo, pero según la cara del que lo dice (o del emoticono que se use) puede ser todo lo contrario; igual que si dices «¡leches!», lo más seguro es que estés encantada con la sorpresa de tu embarazo o completamente jodida por el mismo motivo; incluso es posible que tú digas «¡leches!» por una razón y tu pareja diga «¡leches!», pero por todo lo contrario; lo de «tener mala leche» raramente es positivo sobre todo si haces las cosas «a mala leche», que si te pillan, te puedes «ganar una leche»; si vas «a toda leche» o «echando leches», lo más probable es que acabes «pegándote una leche» que al final acabe en nada o, por el contrario, ser «una leche de la leche». Total, nada que nos sorprenda. Sabemos de la riqueza de nuestro lenguaje. ¿O vas tú a compararlo con arreglarlo todo con un «*Oh, my God*»? Vamos, de hecho, si Shakespeare llega a hablar castellano, imagina lo que podría haber hecho. Igual hasta escribe el Quijote.

Curiosamente con la leche «bebida» está ocurriendo lo mismo. Durante años fue casi adorada y tratada como el alimento de los alimentos, el sumun, el elixir de los dioses, que servía lo mismo para un roto que para un *descosío*. Y, claro, ¿qué va a querer una madre para su niño que no sea lo mejor? Y las madres de nuestra generación todo lo que fueras a hacer lo enriquecían añadiéndole leche. «Anda, tómate un vasito de leche y te acuestas» (la leche como hipnótico). «¿Que no vas a comer nada? Tómate por lo menos un vasito de leche» (la leche como alimento esencial). «Estás muy nervioso, tómate una leche calentita» (la leche como sedante, diferente de la que te podía arrear tu progenitor-maestro de escuela-cura de pueblo si te ponías más inquieto de la cuenta). «¿Tienes el estómago revuelto? Tómate un vasito de leche a ver si te lo calma» (la leche como digestivo). «¿Un catarro? Un vaso de leche con un chorreón de coñac y como nuevo» (la leche como paracetamol... y el coñac como codeína). «¿Que el niño no te coge peso? Tú dale un vaso de leche con una yema y verás cómo se pone» (la leche como engordante)... Y así hemos crecido la mayoría de nosotros, de leche en leche y de vasito en vasito, porque un vaso de leche igual no, pero un «vasito», lo curaba todo.

Pues a lo que iba, que esos tiempos dulces pasaron para la leche y salvo la lactancia materna, algo que ¡afortunadamente! casi nadie discute como el alimento ideal del recién nacido y durante los primeros meses de vida[5], ahora la moda es que la leche es mala. Sí, y además por los motivos más peregrinos. Uno de ellos es que la leche produce mocos. Pues mire usted, no. La leche no produce mocos, no hay ni un solo estudio que lo haya demostrado y se ha estudiado bastante. No, no produce mocos. Ni muchos ni pocos. «¿Cómo que no? Eso se sabe desde hace años. Es más, ya lo decían los médicos judíos en el siglo XII y lo ha dicho la medicina tradicional China toda la vida...». Bueno, afortunadamente, los conocimientos en medicina han evolucionado. También entonces usaban sanguijuelas[6] y para el dolor de cabeza te trepanaban el cráneo con un berbiquí.

Otro de los argumentos es que la leche produce alergias e intolerancias. Que, ojo, no es lo mismo. Alergia es alergia; se puede ser alérgico a la leche como se puede ser a las gramíneas, a los ácaros del polvo o a los cacahuetes. La intolerancia a la lactosa (que es como se llama) es otra cosa. Hay personas, —a veces desde pequeñas y en más casos al ir haciéndonos mayores— que no podemos digerir bien la lactosa (porque nos falta una enzima, la lactasa), y si la tomamos nos produce molestias diges-

---

5 Pero relajémonos. Es lo ideal, sí. Tiene múltiples beneficios para el niño y para la madre, sí. Hay que intentarlo, aunque a veces al principio parezca complicado, sí. Pero ya está. Tranquilidad. Si no se puede por el motivo que sea, dejemos a esas madres tranquilas, que a algunas, encima del disgusto de no poder seguir adelante con la lactancia materna, les cae el sentimiento de culpa con la insistencia de todo el que se entera.

6 Igual es mal ejemplo el de las sanguijuelas, que se ha descubierto por ahí a algún gurú pseudocurandero que las pone en su clínica-chiringuito privado donde engañan a incautos en pleno siglo XXI.

tivas. Pero pare usted de contar. Si eres intolerante, no debes tomarla; pero si no lo eres, no hay ningún problema (de hecho, la lactosa ayuda a la absorción del calcio de la leche). Pero nada. «Uy, no, yo es que como en casa mi marido es intolerante a la lactosa, no la tomamos ninguno y hacemos la digestión superbien». Que imagino que, por el mismo motivo, si la niña es alérgica al marisco, la madre no probará en la vida ni una triste gamba de Huelva (lo triste es el *una*, que sea *solo una*, no la gamba blanca en sí que es para ponerle un piso).

Y luego está el argumento de la antinaturalidad: «Beber leche es antinatural», basado en que «el ser humano es el único mamífero que bebe leche en la edad adulta». Claro. Y también el único que bebe gazpacho, que se prepara espetos de sardinas, que toma reducciones de Pedro Ximénez y tortilla de patatas. Los otros mamíferos lo que pasa es que lo de ordeñar no lo controlan. Que no es un tema de que ellos no consuman leche porque no sea natural, es que no pueden prepararla[7]. Como la paella. Pero tú ponle a la perra de mi hermano (es literal, una perra que él tiene) una paella con todos sus avíos, y ya verás si se la come tan natural y como si tal cosa. «Que no», dice alguno, «que lo antinatural es beber la leche de "otros" animales». Y, claro, yo me imagino que me sirvan el café con leche de una señora porque sería más «natural» y me da más *cosica*, llámame tonto. Y, por otra parte, si lo natural es comer «de tu propia especie», igual lo normal sería más el canibalis-

---

7 Yo conozco a varias personas que, si solo pudieran comer lo que ellos mismos son capaces de preparar, se alimentarían a base de bocadillos de mortadela y latas de conserva.

mo y no comer alitas de pollo. O, ya puestos, que la mujer nada más dar a luz se coma allí mismo, en crudo, su propia placenta como hacen muchas hembras mamíferas. Y ya todo pierde sentido (si alguna vez lo tuvo).

¿Y adónde nos lleva este miedo anti-leche? No a no tomar leche, que no pasaría nada (más allá del disgusto de nuestras madres), sino normalmente a consumir otras leches que, agárrate, ¡no son leches! Como la leche animal es mala, a beber leche vegetal. «Yo es que bebo leche de soja, o de avena, o de almendra, o de arroz»[8]... Y además les atribuyen de todo: que son mejores para los huesos, más saludables, te dan la energía de la planta (¡la energía de la planta!), te regulan el metabolismo y el tránsito intestinal e incluso son antiestrés. Lo único que me falta por leer es que beber leche vegetal te permite hacer la fotosíntesis (algo que, por otra parte, ya parece que es lo que alguno se dedica a hacer en verano tumbado al sol de once a siete ininterrupidamente y luego, eso sí, al médico corriendo en cuanto que una peca me pica un poco). Primero, ninguno de esos supuestos está demostrado. Segundo, eso no es «leche». Eso es bebida vegetal, pero leche no[9]. La leche vegetal

---

8 Es curioso que el extracto de soja sea leche, el de almendra sea leche, el de avena sea leche, el de arroz sea leche, pero el de chufa sea horchata. Amigos valencianos, vosotros sí que sois la leche. Pues no. solo se acepta el término «leche» en la de almendra y en la de coco pero por motivos tradicionales, no porque sean leche.

9 Ya sé que el *Diccionario* de la RAE incluye como tercera acepción de «leche» desde hace unos años al «jugo blanco obtenido de algunas plantas, frutos o semillas», pero eso no justifica que sea equiparable. Te recuerdo que también puedes encontrar como cuarta acepción, «crema hidratante». Y ojo a la quinta acepción.

es como el regaliz rojo, que no es regaliz aunque se llame así. Si bebes extractos vegetales porque te gustan, dale sin miedo, pero no te sientas obligado a beberlos como sustituto de la leche porque no es obligatorio: ni es obligatorio beber leche animal ni es malo beber extractos vegetales.

Beber leche no es malo, no, pero tampoco imprescindible. Ni hace falta beber tanto como querían nuestras madres[10] o esos cuatro o cinco vasos que salen dibujados en las pirámides de alimentos. ¿Te gusta? Pues bébete un vaso. ¿No te gusta? Pues no te lo bebas. Que sí, que la leche tiene calcio, sí, pero también lo tienen las almendras, los boquerones pequeñitos o las sardinitas esas que te comes con las espinas; y es rica en proteínas, pero también lo son el pescado, el huevo o las legumbres; y en vitamina D, pero bastante más tiene el salmón... Así que bébela si quieres y si no quieres, no. Como las lentejas. Que la leche es un buen alimento, pero tampoco es «la leche».

---

10 Si para que el niño beba leche tienes que echarle cuatro cucharadas de cacao soluble (el de los grumos o el otro, da igual), casi mejor que en vez de la leche tome otra cosa, que esos «cacaos» son en un 70 por ciento azúcar.

ALTERNAR ANTITÉRMICOS

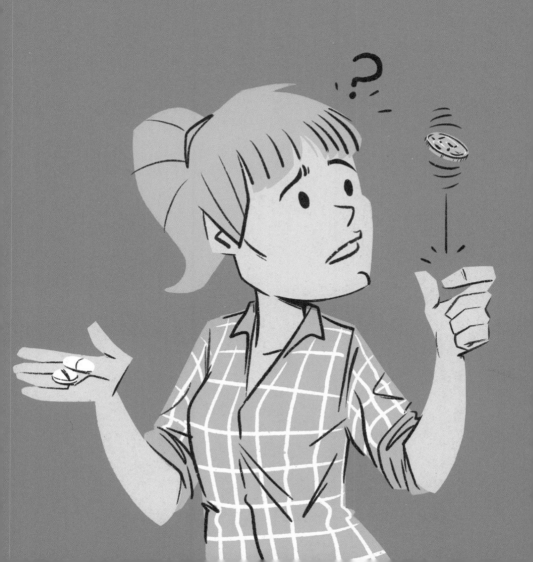

Alternan los números pares con los impares, los días con las noches, las casillas del ajedrez, las de cal y las de arena, quién friega los platos en la casa de la playa, quién arriba y quién abajo, los partidos políticos en los gobiernos y algunos que son muy de alternar. Pero los antitérmicos no se alternan, no. Bueno, sí se alternan, pero no deberían. El problema es que nos da más miedo la fiebre en los niños que pisar lo *fregao* y nos lanzamos a controlar la fiebre tirando de todo nuestro arsenal de botiquín.

La verdad es que no es necesario, no. Tampoco recomendable, no. Si el niño tiene fiebre, pero está saltando de sofá en sofá, tranquilidad. Ni antitérmico siquiera. No olvidemos que la fiebre es un mecanismo de defensa con el que nuestro organismo fríe a virus y bacterias, así que bajarla demasiado o demasiado pronto viene a ser como echar espray antimosquitos y abrir la ventana para que se vaya el olor. Que el niño, además de tener fiebre, está visiblemente fastidiado por ella ya sea porque le duele la cabeza, el cuerpo o está sin ganas de nada (aunque aún lejos de su padre que con 38,2 °C está pidiendo la extremaunción), pues podemos tratar de bajarle la fiebre sin medicación. Por ejemplo, no abrigándolo como si fuera a ir de expedición al otro lado del muro a comerse un bocata con los caminantes blancos. «Niño, te he metido unas bolsas de patatas para que las compartas con los amiguitos de allí, esos tan pálidos y de los ojitos claros que parecen noruegos». Cuando al niño le está subiendo la fiebre, le entra frío (las siempre sabias madres lo notan rápido, en cuanto ven que tienes las manos frías), tiembla un poco, tiene escalofríos[11], y es normal que nos pida abrigarse, pero no olvidemos que eso ayuda a la subida de la temperatura, así que cuando deje de tener frío a quitarle alguna capa. Otra buena opción es la famosa ducha o baño templado. Tem-pla-do. No en agua fría, por favor, eso es una tortura. Le das una ducha o baño caliente y luego templas un poco el agua. También ponerle unos paños mojados en agua fría en la frente puede ayudar y aliviar a veces ese dolor de cabeza y malestar. Si finalmente es necesario usar un antitérmico, el ideal es siempre paracetamol, salvo, claro está, que el niño sea alérgico este fármaco (algo muy poco frecuente, por otra parte). Es un excelente antitérmico, se

---

11 Lo del termostato del cuerpo es muy bueno. ¿Que tu cuerpo quiere subir su temperatura? Pues nada, sube el termostato a 39 °C. Y como tú tienes 36 °C, tres grados menos, te mueres de frío y tiemblas como bañándote en Vigo. Ese temblor produce calor y ayuda a alcanzar la temperatura. Cuando llegas a los 39 °C, el frío desaparece igual de automático que el llanto del niño cuando le das el chupa-chups por el que berreaba. Cuando quiere bajar la temperatura, el termostato otra vez a 36 °C, y como tú estás a 39 °C pues te sobran tres grados y a sudar como si estuvieses debajo de un plástico (sudor que ayuda a esa bajada de temperatura).

tolera bastante bien y tiene pocos efectos secundarios, así que paracetamol. Se calcula la dosis diaria según su peso y se reparte en tres (cada ocho horas) o cuatro tomas (cada seis horas). Y solo si resulta que, en alguna ocasión, necesitamos usar de nuevo un antitérmico, y han pasado apenas dos o tres horas de la dosis anterior de paracetamol, estaría indicado puntualmente darle una dosis de, por ejemplo, ibuprofeno. Dicho de otra forma, el beneficio no está en saltar de un medicamento a otro como un poseso, sino en la opción de utilizar un segundo si con el primero no es suficiente para controlar esa fiebre que genera mucho malestar.

Y lo dicho es igual de aplicable se dé el antitérmico por la vía que se dé. Da igual que sea vía oral, la más recomendable, que inyectable (evitarlo siempre que sea posible) o por la puerta de atrás vía supositorio; algo que los adultos usamos poco, pero que para los niños nos parece un invento estupendo. Que, por cierto, si el uso del supositorio se debe a que el niño está con vómitos y no se lo queremos dar por la boca, nada que objetar; es mucho mejor que darle un pinchazo (los «pinchazos para todo» en los adultos hay que hacérselos mirar, pero en los niños hay que hacérselos pagar a quien los pone sin ser imprescindible), pero es que últimamente oigo mucho lo de ponerlos porque al niño «no le gusta» la medicina. Y como argumento va un poco justo. ¿De verdad? Como al niño no le gusta el sabor del apiretal, se lo meto por el culo. ¿Ese es el plan? Se tendrá que ir acostumbrando el crío al sabor, digo yo, o, por el mismo motivo, cuando haya de comer espinacas o brócoli, si al niño no le gusta... ¡por el culo!

Muchas veces el miedo no viene de la fiebre en sí sino porque «no le baja». Tranquilidad, que lo de la fiebre no es una cuestión de prisa. Al inicio del cuadro de fiebre, las primeras horas, es habitual que cueste más trabajo bajarla y que, tras conseguirlo, vuelva a subir pronto. Al principio, todo es más intenso, es normal, pero no representa un problema. Como los besos con la novia nueva, que alguno parece que está chupando la cabeza de una gamba. Ya bajará de intensidad, y de cualquier forma recuerda que cuando la fiebre baja el niño no está menos malo, está igual de malo que diez minutos antes pero sin fiebre. El objetivo no es la fiebre, sino que el niño vaya mejorando y eso muchas veces requiere tiempo. En la gripe, por ejemplo, una semana.

En resumen, no, no hay que alternar antitérmicos. No, no hay que abrigar al niño como si fuera a cruzar el muro. Y si eres de los que el supositorio les parece un genial invento cuando sus hijos tragan mal las medicinas, si mañana en una boda te ponen delante un plato que no te gusta, ya sabes lo que puedes hacer con él...

LAS CARNES DESPEGADAS

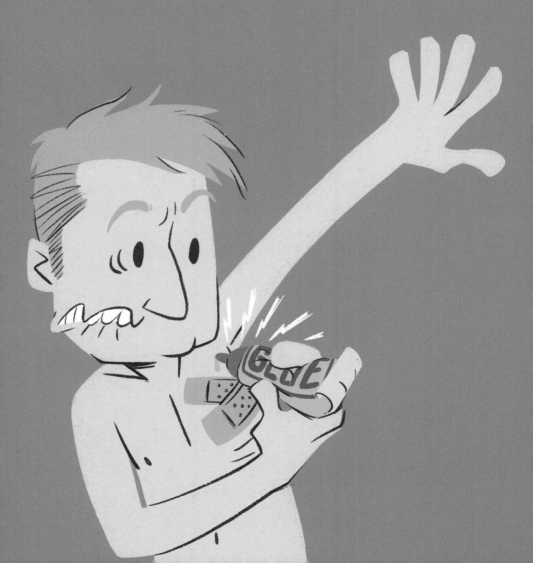

Si el tostador no tuesta, es que está roto; si la televisión no se enciende, es que está rota; si tiras de la cadena y no sale agua para llevarse el regalo, es que la cisterna está rota; si ves a una mujer o a su marido dándolo todo en cama ajena, la pareja está rota... Y por el mismo motivo, si me he dado un golpe en las costillas y me duele un huevo[12], es que están rotas. Pues no. Igual el tostador no está enchufado, el mando a distancia de la televisión se ha quedado sin pilas, han cortado el agua en tu calle o esa pareja es muy abierta. Y de la misma forma, te pueden doler las costillas mucho sin necesidad de estar rotas. «Y si no las tengo rotas, ¿por qué me duelen?». Y debió de llegar un sanitario espabilado que en lugar de perder cinco minutos hablando del mecanismo del dolor, de la inervación (los nervios) de las costillas, del mecanismo inflamatorio..., respondió con mucha seguridad con un «Eso es que tienes las carnes despegadas» (en al-

---

12 Si te has dado un golpe en las costillas y te duele un huevo, a ver si no te has dado en las costillas, macho.

gunas zonas hablan de carnes huidas, desprendidas, e incluso de carne *cortá;* distinto verbo pero misma idea). Y así hasta nuestros días. O igual no nació así, sino que, en lugar de un sanitario espabilado, fue un paciente desesperado por el dolor de las costillas el que cuando su médico le insistía en que no había nada roto, debió arrancarse con un «Roto no sé, pero al menos la carne se me debe haber despegado». De cualquier modo, ambos caminos nos llevan al mismo sitio y no a Roma (de donde imagino que salir debe de ser una angustia, dado que cualquier camino que cojas te lleva allí de nuevo), sino a esta creencia enraizada en lo más profundo de nuestro saber popular. ¿Por qué? Porque viene estupendamente a médicos y pacientes. Al paciente, porque encuentra sentido a su dolor. Al médico, porque le ahorra explicaciones. Pero ¿es cierto? No. La carne no despega, no es un cohete; ni se desprende, que no es una cornisa; ni se corta, como tampoco la digestión; ni huye, que no es el Lute.

Cuando alguien se da un golpe, un buen porrazo, y arrastra[13] mucho dolor, hasta el punto de que acaba con sus huesos en urgencias (aquí lo de «con sus huesos» está especialmente bien traído), puede tener dos actitudes frente a la radiografía que espera le realicen: «Ojalá no esté roto», «Ojalá esté roto».

---

13 El dolor es como el hambre, que tenerla tiene un pase, pero «arrastrarla» es la muerte. Porque se puede tener mucho o poco dolor, igual que mucha o poca hambre, pero si «arrastras» hambre o dolor es que son tremendos. Tan absoluto es lo de arrastrar que aunque lo intentes minimizar con algún adjetivo, no pierde su sentido y se carga de ironía: «Tu niño arrastra una mijita de hambre, ¿no?», preguntas al padre mientras el niño devora el cuarto bocadillo de salami y además pregunta que si hay postre. Postre, en la merienda.

«OJALÁ NO ESTÉ ROTO»

Es lo que a priori nos parece más lógico y generalizado. Las fracturas son como las facturas, nadie quiere tenerlas, quizá por eso solo las separe una erre. Claro. Es que es muy entendible. Nadie quiere tener una fractura igual que nadie quiere tener un vecino batería, unas hemorroides, una nevera que hace hielo o un váter al que se le baja sola la tapa de improviso. Este tipo de persona está deseando que le digan que en la radiografía no se aprecia que tenga nada roto para resoplar un «¡Uffff!» de alivio y casi irse sin esperar a que le den el informe. Le ha pegado una patada con el dedo chico (porque el pie no tiene meñiques para la población, solo dedos chicos) a la pata de la mesa del comedor del apartamento de la playa (que es madera, pero como si fuera mármol de Carrara) y viene chancleando y rogando que no haya sucedido lo inevitable. Solo el hecho de saber que no hay fractura es casi curativo. Desde que lo sabe, parece que duele menos. Es el poder curativo de la radiografía[14].

---

14 De ahí se deriva que muchos pacientes vean inconcebible ser atendidos por un dolor tras un traumatismo y que no les hagan «ni una radiografía». Pues normalmente hacemos más radiografías de la cuenta: para comprobar qué ha pasado tras un pequeño golpe, en un latigazo cervical, en un esguince de rodilla o tobillo... En la mayoría de los pequeños traumatismos hacer una radiografía no tiene utilidad alguna porque la probabilidad de que algo esté roto es prácticamente nula. De hecho, hacer radiografías «de más» se considera una mala práctica médica a combatir.

«OJALÁ ESTÉ ROTO»

Y no hablo de aficionados/as al dolor, a Grey y sus cincuenta sombras (que no sé si este hombre empezó su fortuna alquilándolas para poner tumbonas en Alicante en agosto), sino de la necesidad que tienen algunas personas de «tener algo» porque para ellas, peor que el dolor es la incertidumbre. Les angustia el porqué. «Resulta que mi primo, que es muy cariñoso pero además una mala bestia de dos metros diez y ciento cuarenta kilos de peso con una mano que parece un frutero (no el señor que vende fruta, sino el cuenco), me dio ayer un abrazo jugando en la playa y me levantó del suelo. Desde entonces tengo un dolor aquí, en la costilla, que es que tiene que estar rota, si no una al menos un par de ellas». Pues si no lo está, esta persona no es que no se alegre, es que se indigna, se cabrea y, si pudiera, te azotaba con el látigo de Grey hasta que le suplicaras perdón: «He sido un chico muy malo, necesito ser castigado». Y te azotaría con saña sin saber que el verdadero castigo sería ponerte una guardia en Nochevieja.

Llevamos muy mal el no saber y de ahí la gran pregunta de «Y si no está roto, ¿por qué me duele?», pues igual que ella te quiere... pero solo como amigo. Puede dolerte mucho y no estar roto igual que alguien puede quererte mucho pero solo como amigo. A mí, de hecho, me pasa con la mayoría de mis amigos, que los quiero un montón, pero no los metería en mi cama. Y, sí, con algunas de mis amigas también me pasa. El dolor tras un buen golpe en las costillas es intenso[15], incapacitante y prolongado. Intenso, porque duele mucho. Incapacitante, porque aumenta a poco que te muevas, te acuestes de ese lado, tosas, estornudes, te rías o incluso aprietes en el baño. Prolongado, porque, aun no habiendo fractura, el dolor suele durar entre dos y tres semanas. Parece que todo viene derivado de la rica inervación de las costillas (vamos, que es una zona muy sensible y tú pensando que las zonas sensibles están más abajo) y de que pese a que pensemos que están muy quietas, las costillas duelen con solo respirar (nunca mejor dicho). Por cierto, el uso de analgésicos en este caso, como en la mayoría, no tiene intención curativa sino de alivio. Si a eso le unes que normalmente son poco eficaces en este tipo de dolor, no te atiborres. Si tomas algo «y no te hace nada», mejor no te lo tomes. El dolor va a durar lo mismo, con o sin pastillas. El calor seco local puede ayudar, hacer algo de reposo también y ponerte la mano encima de la zona cuando vas a toser o estornudar es una buena idea.

Así que sí, pueden no estar rotas las costillas y tampoco haberse despegado las carnes de ningún sitio, pero que estés tres semanas en las que no eres capaz ni de tirarte un *peo*. Milagros de nuestro organismo.

---

15 El dolor costal es bastante intenso y, además, suele ceder poco a los calmantes habituales. Dolor intenso y que no se alivia con nada, eso sí que es una combinación perfecta, y no las fajas color carne que venden en el mercadillo.

EL PRINCIPIO DE NEUMONÍA

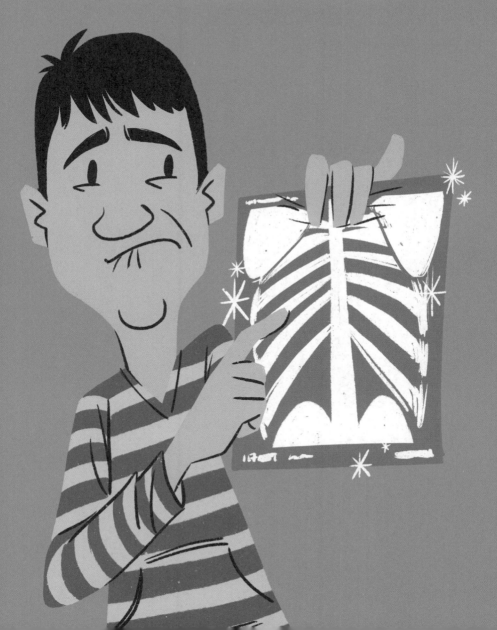

Consideramos de buena educación no empezar a comer hasta que no estén todos los comensales. Aunque admitimos algunas excepciones y parece que unas almendritas, unas papas fritas o unas olivas no se consideran comida. Eso no es comer, eso es picoteo. Igual que tampoco lo es tomarte seis cañas de cerveza, un par de vermuts, dos coca-colas o un blanco fresquito para abrir el apetito. Incluso, para algunos, en ese previo puede admitirse un pequeño pincho, y en esa definición entra igual uno de boquerón en vinagre que uno de tortilla de patatas con chistorra, buñuelo de bacalao, morcilla de Burgos (que si los de la Unesco llegan a probarla, se piensan si darle el Patrimonio de la Humanidad a la morcilla o a la catedral) o unas bravas, así que puedes ponerte hasta arriba siempre y cuando no empieces a comer. Porque es terrible que lleguen y te puedan decir: «¿Has empezado sin mí?». Y eso vale para la comida, para ver el nuevo capítulo de *Juego de Tronos*, para estudiar en la biblioteca e incluso para el sexo... Y no vale justificarse con un «No, si acabo de empezar». Si has comenzado, has comenzado, no hay vuelta atrás. Si has empezado a ser infiel, eres infiel. Si has empezado a mentir, mientes. Si has empezado a apestar, apestas. Lo que ha empezado, existe. Y si no existe no puede haber empezado.

Pues lo mismo con las enfermedades. «Yo es que tuve un principio de neumonía». Vamos a ver, los «principios de» no existen. O tuviste la neumonía o no la tuviste. Que no te mareen. Si la tuviste la tuviste, de principio a fin. Si no la tuviste no la tuviste, ni al principio ni a la mitad ni al final. Otra cosa es que a veces los médicos no estemos seguros de si la tienes o no y podemos poner un tratamiento o hacer pruebas «por si acaso» (como lo de entrar en el baño del bar aguantando la respiración, «por si acaso»). A veces, esa duda se solventa después y se acaba confirmando que había una neumonía o descartando que así fuera, y ahí aparece la lapidaria frase «tuve un principio de neumonía» que el paciente recuerda para siempre. Y este supuesto antecedente tiene importancia, mucha importancia, en algunos casos como el clásico «principio de» infarto[16]. Las calles están llenas de principios de infarto que no eran más que gases o «carnes despegadas»: fueron a urgencias por un dolor en el pecho que preocupó, pero tras verlo, explorarlo y hacer, si era necesaria, alguna prueba, se descartó por completo que tuviera problema alguno de corazón. Pero ahí quedó. Y si le preguntas si ha

---

16 Con el infarto, el «amago de» quizá se entiende más fácilmente. Si solo tuviste un amago de infarto es que no lo tuviste. Deja menos dudas que el «principio de».

tenido problemas de corazón te dirá: «Bueno, una vez tuve un principio de infarto». ¡Que eran gases!

Una vez más, los propios sanitarios somos a menudo culpables de perpetuar este tipo de expresiones engañosas que pueden tener importantes consecuencias. A algunos les resulta más fácil decirle a una paciente que ha tenido un «principio de» que explicarle que el diagnóstico no está claro y que parece recomendable tratar por si acaso o que, aunque inicialmente era posible que fuera una cosa, después de verlo detenidamente y tras alguna prueba, finalmente no lo es. Así que si alguien te lo dice, como ya sabes que eso no existe, pregúntale para saber realmente qué pasa, no te quedes con la duda. Que no es lo mismo tener un infarto que tener una angina, que pensar que era un infarto y fuera solo una angina, que pensar que era una angina y al final fuera un infarto, que pensar en cualquiera de las dos y que fueran gases, o que pensar que eran gases y que fuera una angina que acabó en un infarto.

Y es que yo no sé si comer unas bravas o un pincho de tortilla es el principio de la comida o es el final del aperitivo, ni si a tu pareja le tranquilizará saber que cuando te pilló en la cama con tu compañero de trabajo era solo un principio de infidelidad (más que nada porque no hubo final, ni feliz ni triste), pero lo que sí sé es que en medicina los «principios de» no existen. Igual que en el sorteo de Navidad, que si te toca solo el principio del gordo es que no te ha tocado nada, ni siquiera lo jugado.

SI SE HA DADO UN GOLPE EN LA CABEZA, ¡QUE NO SE DUERMA!

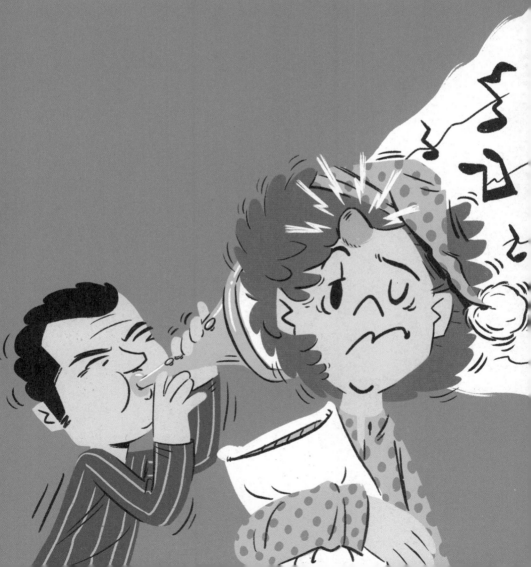

Entre las escenas míticas del cine de acción están Tom Cruise colgando de cables para no tocar el suelo como si no quisiera pisar la cocina recién fregada, la cabeza de la señora marciana en *Desafío total* que se abre para salir de ella Arnold Schwarzenegger (y el genial cameo de Jordi Pujol en la barriga de otro marciano), Bruce Willis diciendo «*Yipi ka yei*»[17], Alien saliendo de un pecho a lo Nacho Vidal, Rambo diciendo que no se siente las piernas como cuando tú te levantas de estar sentado más tiempo de la cuenta en la taza del váter, y los protagonistas de cualquiera de ellas en esas impagables

---

17 A los héroes del cine de acción se les minusvalora a menudo, pero tiene mucho mérito defender esos guiones, donde se escriben esas frases lapidarias, sin perder la compostura y el personaje. Decir «*Yipi ka yei*» de modo creíble y sin que te dé la risa, tiene tela. Me imagino la primera lectura discutiendo con los guionistas:

—Pero ¡¿esto de *Yupi ka yei* qué mierda es?!

—*Yupi,* no, Bruce, *Yipi, Yipi ka yei...* Ahora no le ves sentido, pero cuando tengas las plantas de los pies como la espalda de un gremlin de pisar cristales, verás cómo queda bien...

escenas donde un personaje está a punto de morir y le gritan: «¡No te duermas! ¡No te duermas!» con una emoción desgarradora solo comparable al «¡Trata de arrancarlo, Carlos, trata de arrancarlo!». Suele acompañarse de «¡Quédate conmigo, quédate conmigo!» (que a mí me recuerda a Pastora Soler) y un «¡Abre los ojos!» (como Amenábar). A ver, que si tiene que morirse, se morirá (de hecho, si es una peli de acción tiene todas las papeletas, porque en la primera escena raro es que no mueran un par de ellos), pero eso no va a depender de que cierre los ojos, que son párpados y no magnetotérmicos. Es cierto que a los sanitarios nos resulta cómodo comprobar de lejos si el paciente está vivo o no, o si está inconsciente o no, solo mirándolo, y ahí los ojos (del paciente) ayudan. Pero es eso, una comodidad. De hecho, la primera vez que fui a donar sangre, al sentarme en ese sillonazo reclinable (que ya podían ser iguales los de los acompañantes en las habitaciones), pensé: «No veas el siestazo que me voy a pegar mientras dono sangre», pero la ilusión me la rompió la enfermera del centro de donaciones: «Ojos abiertos, los ojos abiertos». La experiencia donación incluye bebida y sándwich, pero no siesta.

Al mismo nivel está el «Si te has dado un golpe en la cabeza, no te duermas». ¿Por qué? Igual es que pensamos que la hemorragia cerebral está a punto de aparecer, pero no se atreve porque tienes los ojos abiertos y está ahí pensando: «Si sangro ahora me van a pillar, pero cierra los ojos, cierra los ojos, y verás». Es una hemorragia cerebral, no estamos jugando al pollito inglés. Y ahí los ves tú, no queriendo que cierre los ojos, ya sea un hombre que haya caído desde tres metros de altura o un niño al que le ha pegado un cabezazo su primo jugando en el parque. No pasa nada por cerrar los ojos, de verdad. ¿Cuál es la explicación entonces de esta creencia? Cuando uno se da un golpe en la cabeza de cierta importancia[18], hay una serie de recomendaciones[19] que siempre se dan a los pacientes, cosas que conviene vigilar durante las primeras veinticuatro a cuarenta y ocho horas porque, si aparecen, pueden ser signos de alarma de alguna complicación y debemos acudir a urgencias. Son:

• Cambios de carácter. Comportarse «raro» (más raro que de costumbre, claro, si tu primo es un raro de siempre, no cuenta).

• Dolor de cabeza muy intenso que no cede (no el dolor del chichón).

• Vómitos repetidos (si el golpe en la cabeza te lo has dado con la taza del váter vomitando por cuarta vez durante una gastroenteritis, eso no lo consideres).

---

18 No podría definir dónde está exactamente el límite, pero cosqui, coscorrón, choque de cabeza al echarte para atrás en el sofá o golpe con la puerta de la casa del pueblo al pasar por debajo (en los pueblos ves que realmente la talla media de los españoles ha subido bastante en los últimos años, bueno, en los pueblos y viendo a Alfredo Landa) no cuentan como importante. Caer desde mucha altura, romper una mesa con la cabeza o pillártela (la cabeza) con una prensa hidráulica, sí lo son.

19 Algo debe quedar muy claro, si alguien sufre un golpe en la cabeza y pierde la conciencia debe ir siempre a urgencias. Siempre.

• Pérdida de visión (no por pérdida de gafas en la caída).

• Debilidad o torpeza al moverse, pérdida de fuerza o sensibilidad...

• Convulsiones (esto no suele pasar desapercibido, la verdad).

• Salida de sangre o líquidos por nariz u oídos.

Y el que nos ocupa:

• Somnolencia, tendencia al sueño, más allá de lo normal o fuera del horario habitual.

A ver, si el niño es pequeño, se ha dado un buen cabezazo y ha estado llorando por el dolor, por el susto o por las dos cosas, es normal que una vez que se le pase y se quede relajado, tenga algo de sueño. Déjale dormir un poco, pobre criatura. Al rato lo despiertas y ves cómo está. ¿Y si es por la noche? He visto a padres preocupados dispuestos a no dejar pegar ojo a la criatura durante toda la noche. No hace falta, se vigila al niño un rato después del golpe, se ve que no aparece ninguno de los signos de alarma y después se le deja dormir. Por la noche se puede pasar a ver cómo está. Incluso, si te quedas más tranquilo, despiértalo un momento, dale un poco de agua, comprueba que está bien y déjalo que siga durmiendo. De verdad, no hace falta que pase la noche en vela, los adultos tampoco. La noche en vela, solo si estás de marcha (o de guardia, claro).

Insisto. Tranquilidad. Nada que ver con las pelícu-las[20]. Y, de cualquier forma, recuerda que el hecho de dormir en sí no es que vaya a hacer que empeore, es simplemente que nos dificulta la vigilancia. Así que dé-jalo echar una cabezada, anda.

---

20 Aunque igual para las películas ayuda. Si una noche vais a ver una película de esas de Sandra Bullock, siempre puedes darle un golpe en la cabeza a tu marido durante la cena, así como quien no quiere la cosa, y tener una excusa para después impedirle que se duerma en el sofá. «¡No cierres los ojos! ¡Quédate conmigo!».

EL AGUA EN LA NUCA

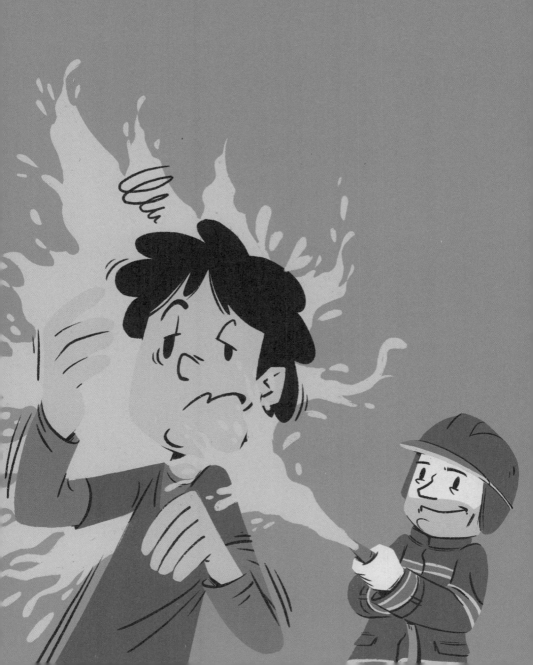

Si alguien estornuda, le dicen: «¡Jesús!»; si un niño llora, le mueven el carro (yo he movido a veces el carro de Carrefour); si alguien tropieza, le gritan: «¡Ten cuidado!» (que a buenas horas); si el mando a distancia no cambia, aprietas más fuerte el botón; y si te desmayas en España, inevitablemente te echarán agua en la nuca.

Da igual que sea agosto en Sevilla o enero en Burgos, agua en la nuca; estés a pleno sol o en plena madrugada, agua en la nuca; te hayas desmayado por lo que te hayas desmayado, agua en la nuca. Yo juraría que algunos, si te desmayas en la calle bajo la lluvia, te secarían la nuca para después poder volver a mojártela. Igual viene de aquello de «el agua es vida», y alguno pensará: «Pues vamos a darle un poco porque a este parece que la vida se le está yendo». O quizá viene de algo más religioso, esperan que ese agua desactive el mal y expulse los «demonios lipotimios»[21].

---

21 Demonios lipotimios, diablos sincopantes o belcebúes desmayantes. Da igual. Ninguno existe que yo sepa.

Y es que en España (no sé si en otros países conocen estos remedios milenarios) a poco que alguien se marea surgen alrededor, como setas, varios espontáneos con aires de chamán que irremediablemente hacen varias cosas: piden que la gente se separe —«Dejadle respirar»—, le abanican (algo muy propio del folclore nacional), le dan algo con azúcar[22] y le echan agua en la nuca. A veces el agua no se echa solo en la nuca, no sé si porque el desmayo parece más grave, y entonces también se extiende a la frente y, por supuesto, a esa zona misteriosamente importante que son las muñecas, pero, ¡ojo!, por la parte de delante, que por la de detrás no debe hacer efecto alguno.

Pues no, no existe un reflejo «nuco-vascular» que cuando humedecemos la susodicha zona reactive ni el sistema vascular ni el nervioso ni el sistema solar por mucho que se alineen los planetas. Ni tampoco pienses que la persona necesita que la refresquen porque está sudando. Cuando alguien sufre un desmayo, muchas veces presenta una sudoración fría, que no tiene nada que ver con el calor (¡es fría!), y lo que menos necesita es que encima le echemos agua.

Lo primero si alguien se ha desmayado es confirmar si solo ha sido un breve desmayo o si está incons-

---

22 Si no es diabético en tratamiento con medicación es muy improbable que se le baje el azúcar (casi imposible); y si lo es y se desmaya por una bajada de azúcar, puede ser peligroso que le des de comer o beber porque podría atragantarse. Asegúrate de si es o no diabético antes de meterle en la boca un caramelo de piñones.

ciente[23]. Si es un breve desmayo y responde a nuestra llamada lo más habitual es que sea una bajada de tensión, una lipotimia, y lo que necesita es que lo dejemos tumbado en el suelo (no nos empeñemos en levantarlo porque volverá a desmayarse) y que le elevemos las piernas para ayudar a que la tensión se recupere. Pero ¿agua en la nuca? No, no funciona; y apretar más fuerte los botones del mando a distancia tampoco, cámbiale las pilas (abrir la tapita y darle vueltas no las recarga), y verás cómo va como la seda.

---

23 Ver si alguien está inconsciente o no, no es algo muy técnico ni complejo. Tan sencillo como acercarse, golpearle con la mano en el pecho cerca del hombro y gritarle: «¡Oiga!» (también puedes gritarle: «¡Pedrooooooo!», pero igual no se llama así). Si responde de alguna forma, moviéndose, abriendo los ojos o hablando, es que no está inconsciente. Si no responde, sí lo está. Fácil, ¿no?

¡QUE NO SE TRAGUE LA LENGUA!

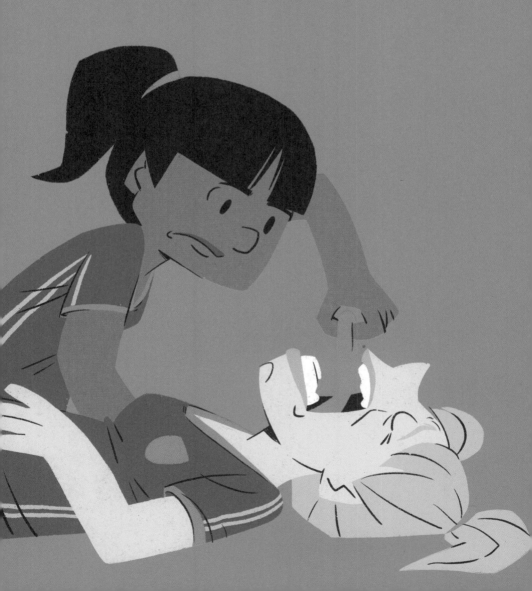

A poco que un futbolista cae inconsciente en el terreno de juego, seis o siete de sus compañeros se abalanzan sobre él y las cámaras recogen sus intentos desesperados porque no se trague la lengua. Le ponen tanto interés en que no se trague la lengua como tú en que tu hermano no se coma todas las croquetas que hay de segundo después de las lentejas[24]. Así que al grito de: «¡Que no se trague la lengua, que no se la trague!», los ves hacer las cosas más peregrinas: levantarlo por la

---

[24] En los más pequeños de las familias, más acentuado cuanto más numerosas sean, es clásica la lucha en la mesa por lo más apetecible que aparece en ella. Un conocido me contaba un método infalible que usaba él. Si aparecía en la mesa la bandeja de las ansiadas croquetas, y aún no había terminado el plato anterior (normalmente menos apetecible, todo es menos apetecible que una buena croqueta), se chupaba el dedo y pintaba con él un buen puñado de ellas. Ya podía comer tranquilo que sus hermanos ni se acercarían. ¿Poco higiénico? Sí, pero la comida en las familias numerosas, y más hace años, era la ley de la selva. Aunque también es verdad que este hombre me confesó que de pequeño alguna vez se llevó a su casa un chicle que encontró pegado en una farola para lavarlo y tomárselo. Seguro que aún tenía sabor.

cintura y dejarlo colgando como un muñeco de trapo, abrirle la boca con las dos manos a modo domador de circo (menos mal que, con la emoción, no intentan meterle dentro la cabeza) o tratar de pescar la lengua como si estuvieran sacando una cañaílla[25]. Las imágenes son retransmitidas con pasión por los periodistas, repetidas en todos los telediarios y acaparan portadas de la prensa general y deportiva con grandes fotografías que muestran ese momento junto a grandilocuentes titulares en mayúsculas del tipo: «Salvaron su vida», «Evitaron que se tragara la lengua», «Valientes» o incluso «¡Héroes!».

La lengua no se puede tragar. No. Es imposible. La lengua está anclada, fijada, bien agarrada en la base de la boca y no se puede tragar ni quitar ni guardar. Que no digo yo que fuera una mala idea lo de quitarse la lengua un rato. De hecho, por fin podrías «sacarle la lengua» a alguien hablando con propiedad o llevar a alguien que no puede seguir tu ritmo «con la lengua fuera». Y sería posible también ponerla en remojo después de una charla entre amigas. O quitársela a los niños a la hora de la siesta. Incluso en el vagón silencioso[26] del

---

25 Cañaílla, cañadilla o *Bolinus brandaris* (en latín todo suena más importante, que no es lo mismo decir *annus horribilis* que año de mierda), molusco exquisito muy apreciado en Andalucía que, como los caracoles, deben ser comidos nada más extraerlos porque a poco que te detengas a mirar lo que sacas de esa concha igual te lo piensas y no te lo comes.

26 Lo del vagón silencioso del AVE no es precisamente para darles un premio a la innovación a los responsables. Se supone que todo el AVE debería ser silencioso, de hecho no está permitido hablar por teléfono dentro de ningún vagón. Pero como vieron que nadie lo respetaba, de-

AVE, al entrar te pedirían tu lengua y la guardarían en unas bandejitas para devolvértela al llegar a tu destino. Ahora que lo pienso, sería un pelotazo lo de poder quitarse la lengua. Si tienes una llaga o te has dado un bocado, al cajón la lengua. Que tienes un pico en una muela que se ha roto y la maldita lengua está ahí que no para, que parece que tiene vida propia, pues te la quitas. Que los nuevos novios están ahí que les dan las diez y las once, las doce y la una, y las dos y las tres cuando tenían hora de estar en casa a las doce, pues se dan las mutuas lenguas y siguen cada uno en su casa y al día siguiente se las devuelven y se cuentan qué tal. Aunque igual están un poco más tímidos, vamos, con más pelos en la lengua.

Pero a lo que iba, que me lío. La lengua está bien anclada, y por tanto ni puede sacarse ni puede tragarse. Es imposible tragarse la lengua. De hecho, y aquí viene la parte práctica del capítulo, te invito a que durante los próximos veinte segundos trates de tragarte la lengua a propósito, así, a lo loco. ¿Preparado? Ya.

1, 2, 3, 4, 5, 6, 7, 8, 9, 10, 11, 12, 13, 14, 15, 16, 17, 18, 19, 20...

---

cidieron crear unos vagones silenciosos «de verdad» con lo que en el resto de ellos si alguien va dando voces o contándole a su prima de Murcia por teléfono cómo se lo ha pasado en las fallas de Valencia, ya no puedes decirle nada. Hemos hecho el camino de los vagones de fumadores y no fumadores, pero marcha atrás. Por el mismo motivo, como a la gente le dé por cocinar en un hornillo de gas en las mesitas de cuatro, me veo eligiendo vagones de cocineros y de no cocineros.

¿Qué tal?[27] Pues eso. No se puede tragar la lengua. Quizá, si acaso, un trozo si te das un bocado de los buenos, pero poco más. Y, por tanto, tratar de evitar que alguien se la trague tirando de ella es inútil y no tiene ningún sentido. Por más que en las portadas del *Marca* o del *Sport* los saquen como héroes[28]. La realidad es la siguiente. Cuando alguien cae inconsciente al suelo, tiene una relajación completa de los músculos y eso incluye también los de la lengua y los del suelo de la boca, que se quedan relajados, flojos, lacios. Si la persona está boca arriba, esa flacidez puede hacer que la lengua caiga, se desplace hacia atrás y obstruya la entrada de aire hacia las vías respiratorias. Si eso ocurriese, la persona podría morir asfixiada por su propia lengua, aunque sin tragársela. Por eso la solución a esta situación, que efectivamente es una emergencia real, debe ser muy diferente. Lo que se debe hacer es abrir la vía aérea, es decir, conseguir de forma eficaz que la lengua deje de taponar esa entrada de aire. Para hacerlo debemos llevar a cabo lo que se conoce como maniobra frente-mentón, que consiste en poner una mano en la frente y los dedos de la otra en el mentón (el que dio nombre a la maniobra no se quebró la cabeza) y echar la cabeza hacia atrás, al máximo, flexionando el cuello. En esa posición, la musculatura se tensa, la lengua se eleva y deja

---

27 Si has conseguido tragártela: uno, llama inmediatamente al 112 (bueno, que llame alguien por ti, que tú no podrás hablar); dos, cuéntamelo por redes sociales.

28 A los futbolistas los tachan de héroes a poco que te descuidas. Por meter un gol, por aguantar una prórroga, por remontar un partido e incluso por jugar con frío. Algunos, eso sí, son unos auténticos héroes... de la evasión de impuestos.

de obstruir la entrada de aire. Tal cual. Sin necesidad de pescar la lengua, de colgarlo boca abajo ni de meterle los dedos en la boca.

Hecho eso, los siguientes pasos recomendados desde hace años por las diferentes sociedades científicas en los cursos de soporte vital[29] para ciudadanos serían:

• Si la persona respira con normalidad, quedarse así con la maniobra frente-mentón hasta que lleguen los sanitarios o ponerlo en posición lateral de seguridad, que también evita la caída de la lengua.

• Si la persona no respira, empezar a hacerle la reanimación cardiopulmonar, con un buen masaje cardiaco en el centro del pecho y, si sabes, una ventilación boca a boca.

Así que a partir de ahora cuando leas lo de «se tragó la lengua» o veas a los otros jugadores pescando la lengua de su compañero como si jugaran al *Operación,* ya sabes que no, que la lengua, al menos de momento, no es de quita y pon y que lo correcto es hacer otras cosas[30], bastante sencillas y que tú puedes llevar a cabo si alguien lo necesita.

---

29 Digo yo que, con lo que cobran los jugadores, ya podían los clubes impartirles cursos de soporte vital y que aprendieran a actuar correctamente. Que se aprende en tres o cuatro horas. Que yo se lo enseño a niños de 14 años y lo cogen al vuelo.

30 Lo peor de esas imágenes acompañadas de esos titulares es que la gente en sus casas lo ve y cree que están actuando bien, con lo que se extiende esa mala actuación que pone en riesgo la vida de muchas personas. Poca broma.

Nota. Preocupado con este tema, hace años inauguré el hashtag #LaLenguaNoSeTraga donde puedes ver bastante información al respecto generada por muchos sanitarios.

UN VASO DE VINO AL DÍA ES BUENO PARA LA SALUD

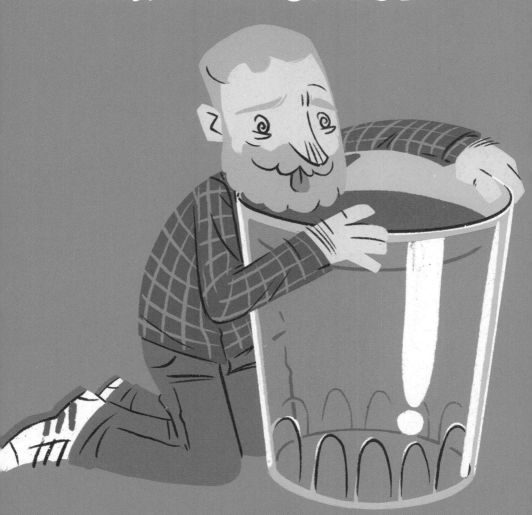

Dice una amiga mía que la gente fea está obligada a ser buena gente más que nada por tener algo donde agarrarse (o alguien que quiera agarrarle). Cuando no ocurre ni lo uno ni lo otro, pero va en muy buena compañía, no es raro escuchar un «Pues será una fiera en la cama porque si no no me lo explico». La base es sencilla, deberíamos tener algo positivo, al menos algo, si queremos que alguien quiera estar con nosotros. La verdad es que la lista de posibles cualidades podría ser más amplia e incluir no solo la belleza, ser buena gente y la fogosidad sexual, sino también ser divertido, inteligente o, al menos, tener una cuenta corriente considerable. Teniendo al menos una de ellas, puedes ir tirando. Si tienes varias de ellas, el éxito está asegurado.

Con la industria alimentaria en general y con el alcohol en particular ocurre algo similar. El problema es que no se contentan con una sola cualidad, quieren cuanto más, mejor. Y últimamente se cotiza mucho una cualidad: saludable. Que algo sea saludable es garantía de multiplicar sus ventas. No hay mejor herramienta de marketing. Y ahí se ha lanzado la industria de bebidas alcohólicas de cabeza. No les ha bastado hablar de las propiedades organolépticas del vino o la cerveza. De lo bien que acompañan un determinado alimento o de cómo pueden mejorar la experiencia gastronómica. De lo bueno que está (si te gusta) y lo gracioso que te pone. Pues no, se han empeñado en vendernos (nunca mejor dicho) la idea (y botellas y botellas) de que el vino, a dosis bajas (menos mal), es bueno para la salud. Y la cerveza ¡también! ¡Qué empeño! Si ya de por sí es apreciado y se vende solo, no quieras vendérmelo también como saludable[31]. Pues se lee de todo: el vino es bueno para el cerebro, combate enfermedades degenerativas, es antioxidante, baja el colesterol, mejora la salud cardiovascular y hasta combate las infecciones o reduce el riesgo de cáncer. De cáncer. Y tan anchos. Solo se me ocurre que, para decir todo eso, primero se bebieron un par de cartones o siete. El alcohol es una droga y una droga dura y, como tal, si la consumes, mejor que sea con la mayor moderación posible. El riesgo global del consumo de alcohol está demostrado: casi tres millones de personas mueren cada año en el mundo por culpa del alcohol.

Cuanto menos consumas, menor riesgo, claro está. Pero no hay un nivel de consumo que sea positivo o

---

31 Hay cosas que se venden solas, pero también se están empeñando en decir que son saludables. El jamón ibérico, el marisco, el chocolate negro, el sexo... pero ¡si da igual! Si yo cuando me apetece chocolate o echar un polvo no lo hago por vivir más tiempo, sino por aprovechar más el tiempo, de verdad.

saludable. No lo hay. Ni una copita de vino tinto comiendo ni una cervecita los días de calor. Que no. Saludable no es. Ni la cerveza es buena para el cutis ni el vino para el corazón. «Es que la cerveza es diurética y a mí me viene bien porque se me hinchan los pies». Ya, pues ya verás cómo se te van a poner de líquido como te quedes sin hígado. Nada. ¿Que lo quieres consumir? Hazlo, pero por gusto. Es lo que tienen las drogas, que al tomarlas te dan cierto placer, si no de qué iba la gente a consumirlas. Pero consúmela en la menor cantidad posible.

Y esto es muy importante en un país como el nuestro donde tenemos varios problemas serios con el alcohol:

• El alcohol es lo más barato que a menudo puedes consumir. En muchos establecimientos es más barata una caña de cerveza o un chato de vino que un refresco o incluso que una botella de agua mineral.

• Tenemos una alta tolerancia social al alcohol. Nos parece normal consumirlo; de hecho, olvidamos que es una droga. Muchos no la consideran así. Que tu hijo consuma heroína, cocaína, anfetaminas o que fume porros te parece terrible, pero que tome algo de alcohol, incluso que se emborrache cada fin de semana, lo ves más normal. Y es que así es nuestra sociedad. Todo lo celebramos con alcohol. Que nos va bien, alcohol. Que nos va mal, alcohol. Que se han acabado los exámenes, alcohol. Que los he aprobado todos, alcohol. Que no he aprobado ni uno, más alcohol. Que hay que despedir a un amigo que se va fuera, alcohol. Que vuelve, más alcohol. ¡Que mi amigo se casa! Alcohol para despedirlo de soltero y alcohol para celebrar la boda. ¿Que se separa? Más alcohol. El alcohol para celebrar, para olvidar, para reír y para llorar, para perder la timidez, para entrar en calor, para dormir mejor...

• Tenemos poca conciencia de nuestro consumo de alcohol[32]. La mayoría de las personas a las que le preguntas por su consumo de alcohol suelen responder que beben «lo normal». Y lo normal para ellos puede ser una cerveza a media mañana y vino con casera en las comidas o puede ser: «Yo no bebo mucho, qué va. Lo normal. Algunas cervezas, claro. Tres o cuatro antes de la comida, alguna más que me pueda tomar en casa y otro tanto por la tarde. En las comidas, no, ¿ve usted? Ahí soy de vino, pero una copita nada más. A veces dos. Más de tres es raro. Luego, claro, un cubatilla sí me gusta después de comer, que eso es muy digestivo y algún capricho hay que darse. A veces me tomo dos, que es el doble de digestivo. Por la mañana, al café si acaso le echo un chorreoncito de algo. Lo que viene siendo un carajillo, aunque en invierno con el frío no, ahí prefiero mis dos o tres copitas de castellana, que eso trabajando en la calle es fundamental. De noche no suelo, aunque a veces me tomo un güisquicito pero cortito, solo con hielo, que me ayuda a coger el sueño. Lo que le digo, que mucho no bebo. Cuando igual sí me paso un poco

---

32 La poca conciencia la tenemos también a menudo los sanitarios. Somos víctimas de la misma tolerancia social. Vemos a las personas comparadas con nosotros y sobre esa base lo juzgamos. Si bebe lo mismo que nosotros, es raro que nos parezca excesivo. Un amigo médico lo tiene claro: paciente que bebe mucho es aquel que bebe más que su médico.

es los fines de semana o, claro, cuando celebro algo con los amigos. Pero, vamos, lo normal».

Recuerda, la única cantidad de alcohol segura es cero, así que si bebes que sea por gusto, no por estar más sano. ¿Quieres drogarte con alcohol? Pues hazlo, pero poco.

EN LOS BAÑOS SUCIOS SE COGEN INFECCIONES DE ORINA

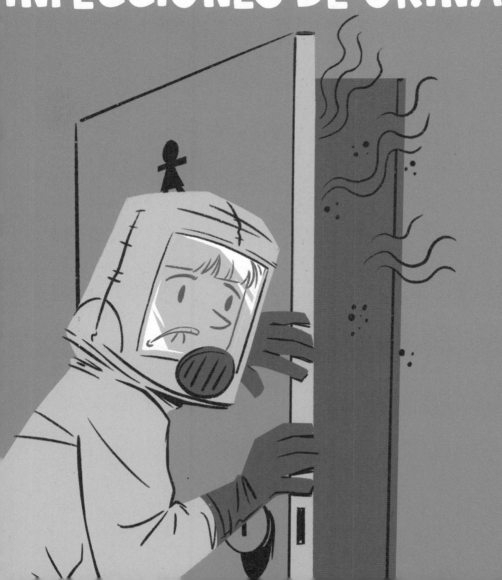

Si a una mujer embarazada se le antoja algo (ya sea una pera, unas fresas, un poco de chocolate, unos boquerones en vinagre o unas migas del pastor) y no lo come por lo que sea, hay gente que está convencida de que la criatura tiene alto riesgo de nacer con una mancha en la piel con la forma del alimento en cuestión. Un antojo. Ahí lo llevas. Y puedes ver a abuelas (grandes defensoras de esta idea) o a maridos (no vaya a ser que el niño nazca con una tajada de sandía en la frente por su culpa) a la búsqueda del alimento en cuestión contra viento y marea, llueva o ventee, sean las seis de la tarde o las tres de la mañana. «¿De verdad que quieres un mantecado? Que verás, que no lo digo porque sean las dos y treinta y cinco de la madrugada..., es que estamos a mediados de julio». Pues no, los antojos no son tales, son hemangiomas planos, benignos, frecuentes en la infancia y que nada tienen que ver con los deseos maternos. De hecho, el deseo de toda madre es que su niño no tenga manchas y, por supuesto, que tenga todos los deditos[33].

Y no, ni los hemangiomas tienen que ver con los caprichos maternos ni las infecciones se cogen en los baños sucios. La verdad es que hay váteres que son para no sentarse, que literalmente te revuelven el cuerpo. «¿Has vomitado? Sí, tenía solo un poco de náuseas, pero en cuanto he visto el váter ha sido un no parar». Algunos cuartos de baño públicos tendrían que tener en la puerta en lugar de la placa de WC o de la silueta de la *Señora* o *Caballero,* una pegatina de riesgo biológico y al lado monos de esos enterizos, como los de pintor pero con casco de apicultor incorporados, para que puedas coger uno y ponértelo antes de entrar. Allí nadie limpia nada después de usarlo[34], todo el mundo pensará: «El próximo que arree». Hay quien ni siquiera le da a la cisterna. Que igual es una campaña contra la sequía y yo no me enterado. «El último en entrar que tire de la cadena». Yo he entrado en algunos baños donde he visto la hoja de control de limpieza y he pensado: «¿Es verdad que esto lo limpiaron hace diez minutos?». Así que, sí, aceptamos la moción de que los baños públicos, con cierta frecuencia, están bastante sucios y no nos apetece sentarnos en ellos. Pero

---

33 Es curioso el miedo a que los niños no tengan todos los dedos. Ves a los padres contando los dedos del niño casi antes de comprobar si respira. Ni que fuera tan frecuente. Pero es la primera pregunta de las abuelas. «¿Está bien? ¿Tiene todos los deditos?».

34 Sería una buena expresión: «Trabajas menos que la escobilla de un bar».

¿quiere eso decir que se cojan infecciones de orina por sentarse en ellos? No. El váter puede tener muchos microorganismos (miles de bacterias por centímetro cuadrado), pero de ahí a que se cuelen por el meato[35], recorran toda la uretra y entren en la vejiga de la orina nadando contra corriente del chorro de orina va un trecho. Son bacterias, no salmones que suben a desovar.

Las infecciones de orina son bastante frecuentes sobre todo en mujeres, pero no porque ellas se sienten en esos váteres y los hombres no necesiten hacerlo (que igual viene de ahí la creencia), sino porque en su caso la uretra es más corta. La uretra de la mujer va desde la vulva hasta la vejiga y mide apenas tres o cuatro centímetros, y en los hombres, como recorre todo el pene, es bastante más larga (más en unos que en otros, todo hay que decirlo). Por eso, los gérmenes tienen más facilidad de recorrerla llegando a la vejiga y provocando una infección de orina. Si eres mujer y tienes infecciones de orina frecuentes, hay tres consejos que pueden serte muy útiles: orinar a menudo, evitando estar durante el día más de tres horas sin orinar (así, si alguna bacteria ha entrado la echas para fuera antes de que le dé tiempo de organizar ahí dentro un guateque); orinar inmediatamente después de las rela-

---

35 «Meato» estaría en el ranking de las palabras más feas de nuestra anatomía en lucha por el primer puesto con «prepucio» (aunque existe un prepucio, no hay ni un pucio ni un pospucio) y «periostio». Se le llama meato porque viene del latín *meatus,* que significa orificio o pasaje. ¿No sería más bonito y bucólico hablar del pasaje urinario?

ciones sexuales[36] (si entra alguna con el roce, la echas para fuera directamente) y, muy importante, siempre que te limpies la zona, hacerlo de delante atrás y no al revés o te llevarás los gérmenes del ano hacia delante (recuerda, de delante atrás, como cuando te peinas el flequillo).

Luego en los baños sucios no se cogen infecciones de orina, pero tampoco hongos, y ¡ojo! que las infecciones por hongos en los genitales en la mujer muchas veces son más por un exceso de higiene que por defecto. No digo que haya que lavarse la zona solo en los años bisiestos, pero que tampoco debe frotarse con jabón como si quisiéramos sacarle brillo, que es la vulva no la lámpara maravillosa. Con jabón de pH neutro (no hace falta que te gastes una pasta en geles íntimos[37], puedes comprar jabón de bebé) y una vez al día. Si por sudoración, calor o estar con la menstruación, tienes necesidad de lavarte más veces, es suficiente con agua corriente (una vez me dijo una paciente que se lavaba con agua embotellada..., realmente se nos ha ido la ca-

_____

36 Hay un concepto curioso a la par que romántico: la cistitis de la luna de miel. Se describió al comprobar que al inicio de las relaciones sexuales, la mujer tenía durante un tiempo infecciones de orina frecuentes al entrar en contacto con las bacterias de su pareja. Luego se iba acostumbrando y los episodios cedían. El concepto es bonito e ilustrativo. Pensar que sin luna de miel no hay estas cistitis, regular. El concepto podría evolucionar a cistitis del rollo de verano, cistitis de erasmus, cistitis del fin de semana en Mallorca o _Tinder_ cistitis.

37 Me encanta el nombre. Gel íntimo. Hace que el momento de lavarse cobre otra dimensión. Aunque debería poner: «Gel íntimo, pero nada te impide usarlo en compañía».

beza con las aguas minerales). Si te pasas con la higiene íntima, eliminas por completo a los «gérmenes buenos», lo que llamamos la flora habitual, y dejas el espacio libre y perfecto para que se multipliquen otros gérmenes, como los hongos.

Y en los baños sucios tampoco se cogen infecciones de transmisión sexual como las uretritis o cervicitis.

—¿Que tengo una uretritis?

—Sí.

—¿Eso qué es?

—Probablemente una gonorrea.

—¿Una gonorrea?

—Sí.

—¿Y eso puedo haberlo cogido en un baño?

—Sí, claro. En el baño, en la cama, en el sofá o en el asiento de atrás de un *Seat Ibiza*... donde estuvieras con quien te lo ha pegado.

¿Está claro?

Así que si te da asco usar algunos baños públicos, lo entiendo, intenta ir con los deberes hechos de casa. Pero si tienes muchas ganas, no te aguantes y te quedes con el antojo (no sea que estés embarazada y el niño nazca con un retrete en el pecho) y, si quieres, evita sentarte en la taza, pero sobre todo no olvides tapar la taza antes de tirar de la cadena (cuando tiras de la cisterna con la tapa levantada se forma un aerosol que dispersa microorganismos por todo el baño que puedes respirar) y, sobre todo, lávate las manos al terminar[38].

---

38 Lavarse las manos al terminar no es muy sencillo. Lavarlas, sí, pero si al salir, tocas el pomo de la puerta (a veces tiene más bacterias que la tapa del váter), la hemos liado. Siempre puedes salir del baño abriendo la puerta con el pie y con las manos en alto como si fueras un cirujano a punto de operar, pero, en lugar del bisturí y pinzas, pidiendo el cuchillo y el tenedor para empezar a comer.

EL PROTECTOR DE ESTÓMAGO

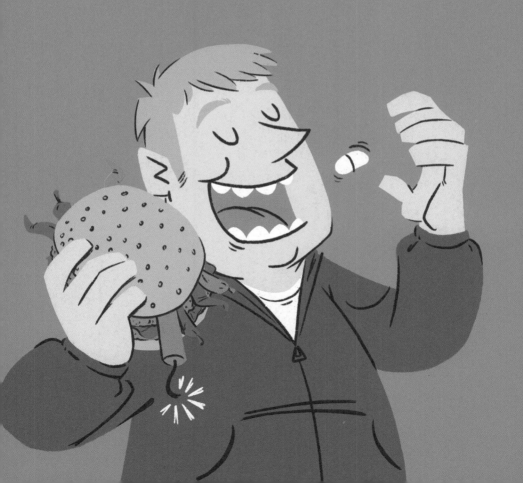

Hay nombres que están muy bien puestos: barrefondo, salvamanteles, lavavajillas[39], matamosquitos, portapapeles, pararrayos, cortapuros, salvavidas, paraguas... Lo lees y te queda claro para lo que sirve. Sin engaño. Hay otros que por el contrario no lo son tanto o al menos no cumplen exactamente lo que su nombre promete. El ejemplo más claro es el abrefácil. ¿De verdad? ¿Abrefácil? Será con la boca.

—Dame una tijera, un cuchillo, un machete..., ¡algo!

—¿Para qué?

—Para abrir la leche.

---

39 El lavavajillas es, como su nombre indica, para lavar la vajilla. Platos, vasos, tazas, fuentes... Y así, como detalle, puedes lavar los cubiertos, que para eso trae una cestita preparada. No es una lavaollas, lavacacerolas ni un lavasartenes. Que a ver, lavarlos los lavará, pero lo llenas con dos cacharros. Lo digo por lo del ahorro de agua y energía...

—Pero si tiene abrefácil.

—Por eso.

Ser capaz de abrir un brik de leche con abrefácil sin dificultad y sin que se derrame nada debería puntuar en la bolsa de trabajo. Es más difícil que pelar una mandarina de esas con la piel apretada, tipo *super slim fit*, esa ropa que no deja nada a la imaginación. Más difícil que quitarle la grasa a un táper. No, no es abrefácil todo lo que lo indica. Esos envases de embutido de los que tienes que tirar tanto que parece que estás despellejando una cobra, o esas botellas de agua mineral pijas con tapón metálico que si tiras igual te rebanas el pulgar. ¿Abrefácil? Será para ti. Pero, claro, qué podemos esperar de la especie humana que metió los productos en lata... y hasta cincuenta años después no inventó el abrelatas.

No, el abrefácil no abre fácilmente y el protector de estómago no protege el estómago. Pero a pesar de ello, los dos se han vendido como churros. Y la clave está en el nombre. ¿Que protege el estómago? Pues entonces me viene bien. Toda precaución es poca. Y a tomarlo como locos[40].

¿Que me duele el estómago? Me tomo un omeprazol. ¿Que tengo ardores? Un omeprazol. ¿Que me repite un poco la comida? Omeprazol. ¿Gazpacho? Omeprazol.

---

40 Es el medicamento más consumido en España. Más de cincuenta millones de envases al año.

¿Con mucho ajo? Me tomo dos. ¿Que tengo comida de empresa? Otros dos omeprazoles, uno a la ida y otro a la vuelta. Y, sobre todo, ¿que me tengo que tomar alguna pastilla? Omeprazol, omeprazol, omeprazol...

A ver, el omeprazol no es un protector de estómago. Y lo puedo decir en mayúsculas, pero no más claro. EL OMEPRAZOL NO ES UN PROTECTOR DE ESTÓMAGO. El omeprazol es lo que se conoce como un «inhibidor de la bomba de protones», algo que, aunque suena a energía nuclear, significa que actúa disminuyendo la secreción ácida del estómago. Sus indicaciones de uso son unas muy concretas: cuando existe un síndrome de hipersecreción ácida gástrica (enfermedad muy poco frecuente), como parte del tratamiento para erradicar una bacteria (*Helicobacter pylori*), en el tratamiento de la úlcera gastroduodenal, en la esofagitis por reflujo que no se controla con otras medidas o como prevención de la úlcera gastroduodenal en pacientes de alto riesgo (ancianos o que ya han tenido una úlcera anteriormente) que requieran tomar antiinflamatorios de manera prolongada.

Pero, claro, como su eficacia es rápida y en general se tolera muy bien, nos lo tomamosen cuanto tenemos un poco de pesadez de estómago. Como si fuera sal de frutas o bicarbonato. Pensando que «si es un protector, daño no hará». Error. El omeprazol disminuye la acidez normal que existe en el estómago y que es necesaria para múltiples funciones. Su uso excesivo y continuado ha demostrado tener algunos riesgos: interfiere con la absorción de sustancias como el calcio o la vitamina B12 y, por lo tanto, puede relacionarse con las consecuencias de su déficit, como osteoporosis, anemias o deterioros cognitivos; también puede modificar la absorción de otros medicamentos que estemos tomando y se ha llegado a relacionar con un mayor riesgo de sufrir neumonías.

No me digas que no es curioso. Nos preocupa tomar muchas pastillas (lógico) y lo que hacemos para eso es tomarnos una más. ¡Una más! Los únicos medicamentos frente a cuyos daños en el estómago previene el omeprazol, como he dicho antes, son los antiinflamatorios y solo si eres muy mayor o has tenido úlceras anteriormente. Fin. Si te estás tomando antibióticos, no sirve para nada el omeprazol. Si tomas medicinas para la tensión o el azúcar, tampoco. Si tomas Viagra, tampoco, ahí la protección que debes usar es otra.

Deja de tomar el omeprazol[41] como si fueran chuches. Como el resto de medicamentos, tómalo solo cuando esté indicado. Y si no quieres tener ardores ni digestiones pesadas, igual no debes comerte unas papas con ali-oli y unos boquerones en vinagre —así, para abrir boca— y después, de entrante, un cuenco de salmorejo; de primero, un cocido con su pringá, y más pringá aparte; y un churrasco de cerdo bien acompañado de patati-

---

41 Hay gente que si deja de tomar el omeprazol nota molestias o ardores, y eso puede ser porque realmente lo necesita o por el «efecto rebote»: el estómago «se acostumbra» a estar menos ácido y, al dejar de tomarlo, sentimos ese cambio. Igual que si después de tener las manos en agua fría, las metes en agua templada y sientes que te quema. Por eso, si lo has estado tomando mucho tiempo, al dejarlo puedes sentir molestias. Para evitarlo, baja la dosis poco a poco, tómalo en días alternos o ve distanciando su toma hasta suspenderlo definitivamente.

tas con mojo picón, dejando su huequito para unas mil-hojas de nata y alguna cosita más de postre, que eso es todo hojaldre, como un tocinito de cielo acompañado de dos o tres bolitas de helado con su nata, sus almendritas y sus cositas por arriba y un orujito de hierbas de digestivo para dormir una buena siesta[42]. No sé si me explico...

•

---

[42] Si sueles tener ardores, reflujo o quemazón —vamos, si «se te viene todo para arriba»—, debes evitar acostarte en las dos horas siguientes a haber comido. Por tanto, si hay siesta, que sea sentado en el sofá. En esos casos, también puede ser útil elevar el cabecero de la cama para dormir unos cinco o diez centímetros más alto metiendo algo debajo de las patas. Mira, ese es un buen uso de este libro una vez que lo termines. Pero hay que elevarlo un poco más, así tendrás que comprar los otros dos míos para ponerlos juntos.

SI TE CORTAS EL PELO, SALE CON MÁS FUERZA

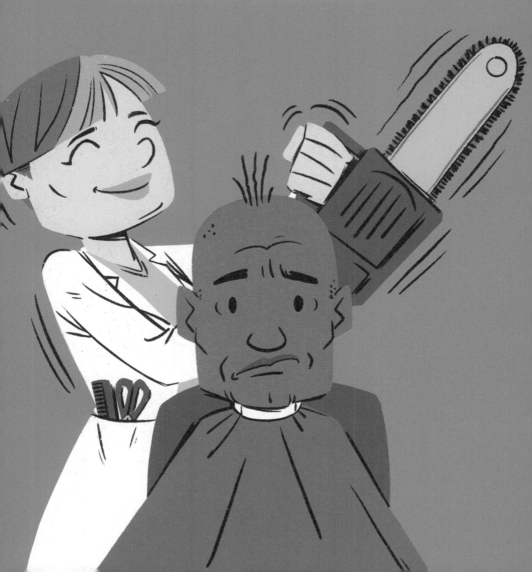

Nuestra sociedad tiene con el pelo una relación muy contradictoria. Un poco amor-odio. Nos sobra en unos sitios y nos falta en otros. Y en eso, además, somos muy cambiantes. Donde hoy no nos gusta, mañana nos encanta y viceversa. Pero la evolución es hacia «cuanto menos pelos, mejor». Salvo en la cabeza, claro. En el resto del cuerpo el pelo nos sobra por completo. Y mira que parece mentira, que hace unos años dominaba aquello del «donde hay pelo hay alegría». Pues ahora no. Ahora no queremos pelos en ningún sitio. En la cabeza en general sí nos parece bien, que adorna vamos, y rara es la persona que no quiere tener pelo ahí. Pero en el resto del cuerpo es otra cosa. Ahí ya no quiere pelo casi nadie[43].

Las mujeres fueron las primeras en caer en esa obligación y si alguna intenta salir de ahí, le pisan la

_____

43 Digo «casi» porque desde hace algunos años hay una corriente de «el hombre osito» que parece estar pegando fuerte, sobre todo entre los varones homosexuales.

cabeza. Durante muchos años una mujer «de bien» debía ir absolutamente depilada. Solo hay que ver los anuncios. «¿A la piscina? ¿Ahora? ¡Vaya, y yo sin depilar!». Y se depila en un pispás con una cuchilla de afeitar «especial mujeres» (igual pero de color rosa) que vale cuatro veces más que las normales. Porque ¡ay de la que ose ir a la playa con algún pelo en las piernas![44]. Solo se salvaba de la obligación de ir libre de vello la zona genital. Pero ¡absolutamente limitado a dicha zona, no fuera a salir un pelo por fuera del bañador o biquini!, eso era peligro de expulsión de la playa ¡y del país! Pues en los últimos años, ni eso. Y los pubis tipo Barbie y sus diferentes variaciones[45] nos rodean.

No me detengo mucho en el tema del vello y la mujer porque daría para un libro entero hablando de la influencia del porno, la sociedad machista (es el heteropatriarcado, idiota) y la absoluta expropiación del canon de belleza femenina[46] que todo ello ha implicado y sigue implicando.

Aunque sí me llama la atención que los hombres hayan caído en esa moda (quizá tiene algo de justicia

---

44 Digo en las piernas porque si hablamos de las axilas ahí está prohibidísimo no depilarse, vayas a la piscina o no la pises en tu vida.

45 Siempre recuerdo a la chica a la que hice una citología, ella no sabía que ese día la haríamos y me señaló que no venía preparada. Se había depilado el pubis en forma de corazón y teñido de rojo. Era su aniversario.

46 Se empezó obligando a depilarse y a luchar con la celulitis y se ha llegado a la labioplastia, cirugía reconstructiva para que las mujeres adultas luzcan vulvas infantiles. De película de terror.

poética que el hombre acabe cayendo en la misma trampa que él mismo tendió a la mujer), ellos sí bastante libremente, y se hayan lanzado a la lucha fratricida contra sus hermanos, los pelos. Empezaron los deportistas con las piernas (ciclistas, nadadores...), con que «sin pelo hay menos rozamiento» (ahora que lo pienso el argumento también sería válido para el pubis pelón), de ahí a los metrosexuales y ahora es raro ver a un joven (y no tan joven), sea metrosexual, cani o incluso un hípster con una barba donde podría anidar un buitre, que no lleve las piernas depiladas, el pecho depilado y, por supuesto, el pubis depilado y las bolas como bolas de billar[47].

Atención aficionados de ambos sexos a los pubis pelones: lo de la depilación podrá ir a favor de la moda, pero no de la salud. Tal vez sea una sorpresa que ilusione a tu pareja, pero si piensas que es más higiénico depilarse dicha zona estás equivocado. El pelo no está ahí por casualidad. Si miles de años de evolución nos han quitado el pelo de casi todo el cuerpo, pero lo han dejado ahí, por algo será. Es una barrera protectora. La depilación aumenta el riesgo de problemas, tanto derivados del acto de depilación como del hecho de ir depilados: heridas, pelos encarnados, foliculitis, herpes,

---

47 No puedo evitar recordar uno de los primeros chistes verdes que supe:
—Mamá, ¿las bolas de billar tienen pelos?
—No, hijo.
—¿Cómo que no? ¡Billar, pasa y enséñale las bolas!

condilomas y otras infecciones de transmisión sexual[48]. Igual ahora no parece tan higiénico ni tan apetecible...

Y en esta cultura de quitarse pelos de muy diversos sitios y lugares hemos probado de todo. El afeitado con maquinilla, las cremas depilatorias, la cera caliente, la cera fría, la cera templada (las hay para todos los gustos), las máquinas depilatorias y, por supuesto, la depilación láser. Hay defensores de unos sistemas y defensores de otros, pero todos coinciden: «Si te cortas el pelo, sale con más fuerza». Tal cual. «No te vayas a afeitar que si lo cortas sale con más fuerza». Por esa regla de tres, un hombre al final de sus días debería tener alambres en lugar de pelos en la barba. Pues no, no es así. El pelo es tejido muerto. Tal cual. Igual que las uñas. ¿Si te cortas las uñas, salen con más fuerza? Pues lo mismo. El pelo es queratina y células muertas y cortarlo no influye lo más mínimo en su producción. Pero da igual. Y los peluqueros te animan a que te lo cortes para que te salga con más fuerza y en los anuncios te venden productos para nutrir el pelo. ¿Nutrirlo? ¿De verdad? Que está muerto. Muerto. «¿Tienes el pelo sin vida?, ¡nútrelo!». Sin vida no, está muerto. «Españoles, vuestro pelo está muerto». A ver, el pelo se fabrica en el bulbo piloso, en el folículo, y él es el encargado de fabricarlo. Que te cortes o afeites el pelo, al bulbo se la trae al pairo.

Pero pensando así, no son pocos los hombres que en su lucha desesperada contra una calvicie masculina

---

48 Ladillas no, ¿ves tú? Más que nada porque en los pubis pelones no tienen dónde agarrarse.

transmitida de generación en generación deciden un día raparse la cabeza «para que salga con más fuerza». Solo tiene algo bueno. Se van haciendo a la idea de lo que les espera. Cortarse el pelo tiene la misma utilidad que tomar suplementos vitamínicos, atiborrarse a biotina, usar champús anticaída o masajearse con ampollas revitalizantes[49] o cualquier otro remedio peregrino[50]... Ninguna. Hay algún tratamiento moderadamente eficaz[51] que puede frenar algo la caída, que puede engrosar un poco el cabello, pero solo mientras se utiliza de modo muy constante. Al dejar de usarlo, la alopecia vuelve como «El Almendro», así que lo que te concede es una cierta prórroga. «¿Cuánto tiempo lo uso entonces?». Hasta que te hagas a la idea de que te vas a quedar calvo. Dicho eso, hay que saber dónde está el límite y asumir lo inevitable. Como esa bayeta de cocina que ya se pone

---

49 Aunque cualquiera de estos productos sean vendidos en la farmacia siguen sin ser eficaces. No. La venta en farmacias no es garantía de eficacia. También venden parches adelgazantes, cremas antiarrugas, complejos multivitamínicos vigorizantes, pastillas para la memoria y, por supuesto, homeopatía. Cuidado con esas farmacias que parecen un bazar y no una botica. Si encima ofrecen un «Diagnóstico capilar gratuito» donde tras mirarte la cabeza con una lupa y una luz roja te dicen que «Esto está muy mal. Tienes los poros taponados con la grasa» y después te quieren vender tres o cuatro productos, huye mientras puedas.

50 Yo mismo usé durante casi un año, por recomendación de una amiga de la madre que me parió, friegas con algodón de alcohol en el que se habían macerado clavos, no de hierro, la especia. La verdad es que olía bastante bien. Eso fue lo único que consiguió, perfumarme. Solo hay que verme.

51 Minoxidilo tópico (líquido, espuma o spray) o finasteride en comprimidos son tratamientos que se han demostrado eficaces.

lamiosa[52], que no sabes si estás cogiendo una bayeta o acariciando una babosa. No te empeñes, no la laves más, hay que tirarla. Pues con el pelo ralo, igual. No te empeñes. Anasagasti y Rompetechos hicieron mucho daño. Córtate esos cuatro pelos y deja de peinarlos al medio. Lleva tu calvicie con dignidad.

Claro que igual que a Bogart y a Bergman siempre les quedará París, a los calvos siempre nos quedará el trasplante capilar[53]. Pero mientras te lo piensas y no, recuerda no gastarte dinero en remedios milagrosos, porque lo único que fortalecerás será la cuenta corriente del vendedor, y no te lo cortes, porque no, no saldrá con más fuerza. Y si no, asume tu calvicie, que, como dice un amigo mío (muy calvo), «si el pelo fuera importante, saldría por dentro». Quien no se contenta es porque no quiere.

---

52 No la busques en el *Diccionario* de la RAE que no aparece, es un vocablo andaluz que quiere decir eso, lamioso.

53 Lo de irse a Turquía en modo todo incluido a mí no me convence, la verdad. No me gustaría que allí me tocaran ni un pelo (nunca mejor dicho).

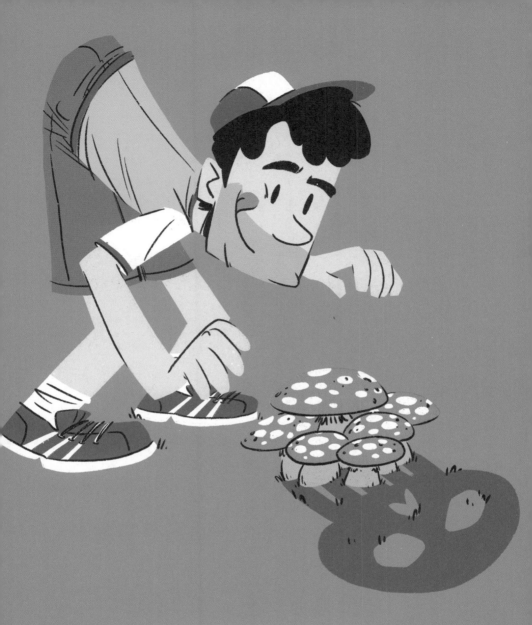

LO NATURAL
ES BUENO

La moda de que «lo natural es bueno» vino, llegó y venció, como Julio César[54], pero en castellano neutro. «Si es natural, es bueno». Pues depende. «Si es natural, daño no me hará». Pues depende. Hay una cosa que se llama química que a alguno le sonará de su época de estudiante, que resulta ser una ciencia en la que, entre otras cosas, se analiza la composición (química) de las sustancias, qué principios activos[55] contienen, y gracias a ello entendemos por qué tienen determinados efectos. Sin el desarrollo de la química muchas otras ciencias no habrían llegado donde han llegado y la medicina, aun siendo menos científica que otras, no es diferente.

---

54 *Veni, vidi, vici.* Una vez más, en latín todo suena mejor. O vas a comparar tú tener un *lapsus* a cagarla. Digas lo que digas, en latín suena elegante: *Carpe diem, Ex æquo, Cunnilingus...*

55 Sí, principio activo, lo mismo que tienen los medicamentos. Principio activo es toda materia, cualquiera que sea su origen —humano, animal, vegetal, químico o de otro tipo—, a la que se atribuye una actividad apropiada para constituir un medicamento.

Si una sustancia tiene o no determinados efectos depende de su composición, de sus principios activos, y no de si es de origen natural o sintetizado. De sus riesgos podríamos decir exactamente lo mismo. Los venenos más mortíferos están presentes de forma natural en la naturaleza y te prometo que pueden hacerte daño como la quinina, la cicutina (cicuta), la atropina, la colchicina... Muchos de ellos, a día de hoy, son medicamentos que a dosis adecuadas tienen efectos beneficiosos y sirven para tratar enfermedades. «¿Medicamentos? Pero eso es química». Claro. Y la composición de las plantas también es química. Es más, tú también eres química. «¿Qué es la química? Me preguntas mientras clavas en mí tu mirada azul. Química... eres tú».

En la naturaleza, por ejemplo, encontramos cafeína en el café y en el té y podemos extraerla de ahí, pero la cafeína también puede ser sintetizada en el laboratorio. En ambos casos tenemos el mismo principio activo, cafeína. Con los mismos efectos, los mismos, independientemente de donde venga.

Pero nos han vendido la quimiofobia, lo químico es malo y, por el contrario, lo natural es bueno. Y si lo químico es malo y lo natural es bueno, lo químico no vende y lo natural sí, así que todo lo que suene a químico lo escondemos en la etiqueta y lo natural lo ponemos en mayúsculas. Si en algún lugar del envase o del anuncio pone «Natural» se hace más caja. Si leemos «Natural», asumimos que es más seguro y más nutritivo. Hasta en el pan de molde hemos podido leer cien por cien natural. ¡En el pan de molde! Y en yogures líquidos, en latas de conserva de paté... Y es que el marketing en alimentación ha sido espectacular. «Tan natural y tan rico como siempre. Por eso puedes confiar en él». O sea, que está rico porque es natural y puedes confiar en él por el mismo motivo. Y como se supone que está más rico y puedes confiar en él, te cobro el triple.

Y la gente se ha vuelto loca leyendo etiquetas de alimentos más largas que el prospecto de un medicamento para ver si tienen conservantes o colorantes. Es más, los fabricantes ya se encargan de poner en letra bien grande «Sin conservantes ni colorantes», que te transmite la idea de que llevarlos sería bastante peor para el consumidor. Y tú vas a comprar un potito para tu niño y cuando estás a punto de cogerlo, ves que hay uno de otra marca al lado que dice en la etiqueta «Sin conservantes ni colorantes» y la mano se te queda congelada y piensas: «Si cojo el otro, soy un mal padre». Es que le tenemos más miedo a una «E» que a quedarnos sin butano. «¡E-300! ¡Tiene E-300!». Pues sí, se llama ácido ascórbico. Vitamina C, vamos. Que un limón está de E-300 hasta las trancas. Tranquilidad. Nuestro país es uno de los más seguros de Europa en cuanto a seguridad alimentaria, puedes estar tranquilo. Si un producto lleva determinado conservante o colorante, sea la E que sea, es que su consumo es seguro. «Es que he leído que el colorante ese, el E-nosecuantos, es cancerígeno, ¡cancerígeno!». Y puede ser, pero el efecto cancerígeno requiere dosis muy altas, tanto que tendrías que tomarte novecientas latas de refresco al día. Créeme, si te tomas novecientas latas de refresco en un día el cáncer es el menor de tus problemas. No llegas a la noche. El problema no es la sustancia, es la dosis[56]. La cafeína, por ejemplo, sin la que muchos cafeteros refieren «no poder vivir», por encima de tres cafés expresos tiene efectos tóxicos (irritabilidad, nerviosismo...), y si los expresos que te tomaras fueran más de noventa, sería letal.

Pero esta creencia no queda limitada al tema alimentario, sino a todo el mundo de las plantas medicinales. Consumimos este tipo de productos pensando que «como son naturales, daño no pueden hacernos». Si hacen efecto, también pueden hacer daño. Muchas plantas contienen principios activos bien conocidos que tienen efectos beneficiosos, pero también efectos secundarios e interacciones con otros medicamentos. Así que ojo con «yo es que no soy de tomar pastillas», pero luego tomar hierbas por castigo. Si las plantas medicinales pueden hacer bien, también pueden hacer mal[57]. Es matemático, o químico mejor dicho. El problema añadido es que es más difícil su uso, su dosificación, está menos regulado y los médicos en general no sabemos la com-

---

56 Decía Paracelso, fundador y padre de la toxicología, que «Todo es veneno, nada es veneno, depende de la dosis». Lo de este hombre es curioso, también fue el primero en describir una enfermedad profesional (así que podríamos llamarlo el padre de las mutuas, aunque tendría menos glamur). ¿Sabías que el nombre se lo escogió él mismo? Paracelso significa «igual o semejante a Celso», un médico romano del siglo I. Si ese médico romano se hubiera llamado Cetamol, ya hubiera sido redondo.

57 Desconfía de los productos «sin efectos secundarios». Si no tiene efectos secundarios, es que no suele tener efectos. Ni secundarios ni primarios. La homeopatía es un gran y diluido ejemplo.

posición exacta de cada hierba, por lo que es complicado orientarte correctamente.

Así que, recuerda, ni todo lo natural es bueno ni todo lo químico es malo. Es más, son lo mismo. Y en lugar de leer las etiquetas buscando las «E-», consume alimentos que no la lleven (la etiqueta). La fruta, las legumbres, la verdura o el pescado fresco no necesitan una etiqueta donde ponga «Cien por cien natural» o «Sin conservantes ni colorantes».

SI PICA ES QUE ESTÁ SANANDO

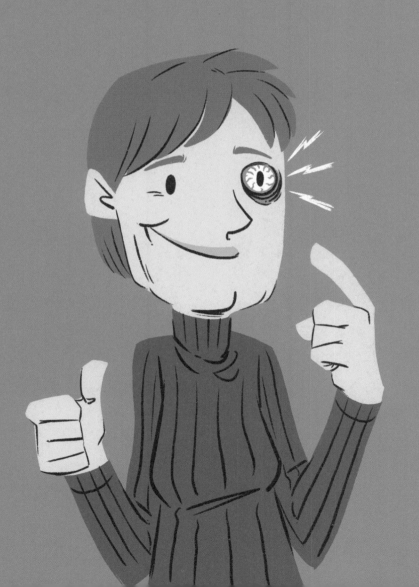

Hay pocas fórmulas sanadoras mejores que el «sana, sana, culito de rana, si no sana hoy, sanará mañana». Es perfecta. Te frotan la zona mientras te lo recitan aliviando el dolor de forma momentánea; invoca a una entidad superior o misteriosa para darle el punto místico, en este caso al culito de rana (lo de rana lo entiendo por la rima con sana, pero lo de culito no termino de pillarlo); y es muy sincero porque asume que es posible que no cure, pero al mismo tiempo te invita a la tranquilidad y a la paciencia, sabiendo que estas pequeñas cosas se acaban resolviendo. Y lo más importante, te lo aplica alguien que te aprecia, con cariño, con lo que el consuelo está garantizado. Chapó. De hecho, gran cantidad de lo que hacemos los médicos en nuestro día a día está más cerca del «sana, sana» que de otra cosa. Los catarros, las gripes y la inmensa mayoría de las infecciones por virus, los pequeños traumatismos y los esguinces, los dolores de espalda, las diarreas, los cuadros de mareos y muchos de los malestares emocionales... ceden bien a esa fórmula que se merecería el Nobel de Medicina.

Mismo mensaje de calma («pasará»), acompañamiento y comprensión, cambiamos el «culito de rana» por los símbolos médicos y el «frotar» por algún medicamento o medida que alivie... Y a esperar que la naturaleza siga su curso. Una gran parte de los problemas de salud se resuelven solos y, como decía Voltaire, «el arte de la medicina consiste en entretener al paciente mientras la naturaleza cura la enfermedad»[58].

Lo del «si pica es que está sanando», ves tú, ya está más cogido por los pelos. Era igual de eficaz, eso sí. Porque tu madre o tu abuela (el padre no participaba, incluso aunque fuera sanitario, y a lo más que llegaba era a decir desde la otra punta de la casa un «como vaya yo, va a ser peor») te lo decían con una seguridad que no dejaba lugar a dudas. Era una frase de esas que zanja una conversación[59]. Ella te estaba echando alcohol en esa herida que te habías hecho derrapando con las dos rodillas en la gravilla del campo de fútbol. Porque sí, hubo un tiempo en el que los niños jugábamos en campos de gravilla, había columpios de hierro, usábamos tirachinas..., ¡hasta postillas teníamos! Pues te echaba ese alcohol o ese agua oxigenada y aquello escocía como mil demonios. Y tú: «¡Picaaaaa! ¡¡Pica muchooooo!!». Y nada. «Si pica es que está sanando». Y por mucho que

---

58 Siento ser así de claro, pero los médicos curar, lo que se dice curar: cuando usamos (bien) los antibióticos, en la cirugía, algún tratamiento muy concreto... y poco más.

59 Las madres siempre han sido expertas en ese tipo de frases que ponían fin a la discusión: «Porque lo digo yo», «No es no», «Como tenga que ir yo, verás», «O te lo comes ahora o te lo dejo para la cena»...

protestaras, te seguía echando alcohol. La única posible concesión que podías lograr era un soplido. «Venga, que te soplo un poco». Y te entregabas a lo inevitable.

Pues no. El alcohol y ese agua oxigenada que hacía espumita («mientras siga saliendo espumita es que hay infección») escuecen en una herida una barbaridad, pero lamentablemente ayudan poco. Escocía porque agredían los tejidos, los dañaban e incluso podían dificultar la cicatrización (y si ya con el soplido te lanzaban gérmenes a la herida, la jugada era completa). Sí, lo siento, no me leas con esa cara. También hubo un tiempo en que dijimos que no se podían comer huevos y ahora sabemos que no hay problema ninguno. El saber médico evoluciona y a mí, mirando hacia atrás, me parece más duro lo de prohibir los huevos que lo del alcohol. En la actualidad se recomiendan[60] productos como la clorhexidina o la povidona yodada, que son bastante menos agresivos y, aunque pican menos, curan mejor.

Pero lo del beneficio que atribuimos al picor no queda ahí. No. La sabiduría popular asume que el picor es señal de que las cosas van bien. «Todo pica para sanar menos los ojos para enfermar». Pues me temo que tampoco. Efectivamente, que los ojos piquen puede indicar que están *enfermando* (una conjuntivitis incipiente, por ejemplo). Pero asumir que el picor en el resto del

---

60 En pequeños rasguños o heridas lo recomendable es lavar con suero fisiológico o, en su defecto, con agua de grifo limpia para así facilitar el arrastre de todos los restos de suciedad y cuerpos extraños (frotar si es necesario). Si hace falta desinfección, utilizar clorhexidina o povidona yodada sobre la herida.

cuerpo es una buena noticia es un pelín inexacto. Es verdad que en el proceso normal de cicatrización de las heridas, en alguna ocasión, puede picar un poco y ser algo natural, pero no siempre es así, y si además del picor aparece enrojecimiento, supuración, calor... puede ser signo de infección. Pero para de contar. ¿Que todo pica para sanar? ¿El culo también? Porque el picor anal, por ejemplo, puede indicar que tenemos lombrices. Y el picor nasal y de garganta, de alergia; en zonas de cabello, por parásitos[61]; el genital —también llamado picor «donde usted sabe, en mis partes, el culo de alante, la peineta, el mimi...»— suele ser síntoma de infección por hongos; el de piel, por ejemplo, por atopia, urticaria e incluso sarna (con o sin gusto)... Vamos, que el picor no suele ser precisamente una señal de que van bien las cosas.

Así que recuerda que el picor no siempre sana, sobre todo en determinados sitios y tras determinadas compañías, que la sarna pica con y sin gusto y que el «culito de rana» y su sana, sana tiene más de ciencia de lo que parece.

---

61 Normalmente en la cabeza son piojos y en el pubis (en los últimos reductos de pubis velludos), ladillas, pero puedes encontrar ladillas en la cabeza y hasta en las pestañas. A ellas también han llegado la globalización y la caída de fronteras. Ellas saltan entre pelos cercanos...

LOS MUCOLÍTICOS PARA LOS MOCOS

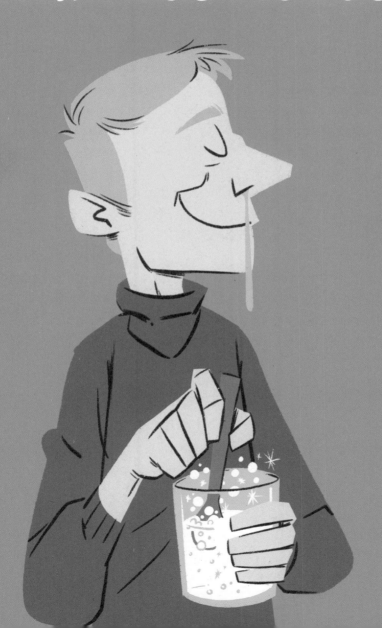

Con los mocos la batalla está perdida. Por mucho que nos empeñemos en quitarlos no conseguiremos que se vayan ni un día antes de lo que ellos tengan previsto. Son como un cuñado que viene a pasar unos días a tu casa en Navidades. Te pongas como te pongas, no se va a ir antes. Puedes tirarle indirectas, hacerle el vacío, cargarle el fregado de Nochevieja o dejarle la cama más incómoda de la casa; lo que sea, no se irá antes. Pues los mocos igual. Pero como no nos gustan, nos molestan, nos incomodan y a algunos hasta les angustian, nos empeñamos en luchar con ellos año tras año. Invierno tras invierno (las bicicletas son para el verano y los mocos, para el invierno). Catarro tras catarro. Bronquitis tras bronquitis. Pues, lo siento: el moco forma parte de nosotros, el moco es vida. Estamos permanentemente fabricando moco y podemos expulsarlo por prácticamente todos nuestros orificios naturales. Pero a nosotros no nos gusta. Y si echamos más moco de la cuenta, o se vuelve más espeso, o más líquido, o se nos queda más pegado en la garganta, o cambia de color, o se vuelve «agüilla»... entramos en modo pánico y queremos combatirlo. Y con los mocos la batalla está perdida. Como con tu cuñado, recuerda.

Y en esa lucha infatigable, caemos en la tentación de usar el mucolítico. ¡Se llama mucolítico! Del latín *muco* (moco) y *lytikos* (disolver). ¡Pues servirá para eso! Pues debería, pero no. Y da igual que te lo tomes en comprimidos, en jarabes, disuelto..., como si te lo pulverizas. No sirve para nada. Se ha estudiado ampliamente y, en concreto, en los procesos agudos de los que hablamos no sirve para nada. De hecho, ¡y muy bien hecho!, los mucolíticos fueron retirados de la financiación[62] pública. Parece que tienen cierta eficacia en algunas enfermedades crónicas y están buscando con desesperación si sirven para algo más (dado que para los mocos no, claro)..., pero para lo que se supone que valen, «para echar mejor los mocos», no.

Así que no compres mucolíticos, no te los tomes y, por favor, no se los des a tus niños. Porque en los niños es que el moco ya nos genera pánico. «Es que el niño no puede respirar». Que a veces piensas: «Será por la nariz, porque boca tiene el niño tela, que ha salido al padre». A ver, no le ocurre nada al niño por tener mocos. De hecho, durante un periodo de la infancia es casi su estado natural, por algo los llamamos *mocosos*. Se están

---

62 A ver cuándo hacen lo propio con otros muchos medicamentos como, por ejemplo, los que supuestamente regeneran el cartílago.

exponiendo por primera vez a múltiples virus[63] y es normal que se pasen casi todo el año con leves resfriados o catarros que generan poco más que eso, mocos. En edad escolar es habitual que un niño se acatarre cinco o seis veces y, si son más pequeños, hasta ocho o nueve. Sí, por eso empalman uno con otro. Y si en cada uno de ellos, en lugar de dejarlos tranquilos jugando en el parque con sus dos buenas velas[64], vamos al médico o a la farmacia (y si no tenemos éxito, repetimos una y otra vez, una y otra vez, una y otra vez... hasta que le manden algo para los mocos), lo único que conseguimos es una sucesión de tratamientos y técnicas inútiles y que en una de sus visitas al centro de salud o a urgencias les acaben pegando otra cosa en la sala de espera.

Por cierto, no es malo tragarse los mocos. Los de uno mismo, quiero decir. Que está muy extendido el temor a que «es que él no sabe echar los mocos». Y *él* puede ser el niño de 4 años o el marido de 52. No hace falta que los eche ni, por cierto, que me los enseñe[65]. Una vez que carraspee, tosa o lo que quiera que haga y arranque el moco, es lo mismo si lo echa para fuera que si se lo traga. Lo

63 Los padres nos preocupamos mucho de que los niños no se lleven las manos sucias a la boca, pero una vez en la guardería aquello es la jungla, y allí comparten juguetes, botellas de agua, chupetes, biberones, mordiscos...

64 He puesto la nota para aclarar lo de vela como moco, pensando que era una expresión de esas que no todo el mundo conoce, pero acabo de ver que viene en el *Diccionario* de la RAE. Toma ya.

65 No es nada raro que a la primera de cambio te abran un clínex a traición para mostrarte la criatura. Somos médicos sí, pero también tenemos nuestro corazoncito y nuestro estómago y este se nos revuelve a veces. Si necesito verlo, ya te lo pido yo, de verdad.

mismo. «Es que si se lo traga, sigue ahí». No, si se lo traga va al estómago y de ahí ya sabemos dónde acaba, no hay problema. Es más, yo preferiría que alguno que me cruzo en la acera se lo tragara antes de que hiciera lo que hace.

Hay un remedio muy bueno, eso sí, para los mocos nasales. Tiene bastante tiempo, es un clásico, pero sigue siendo eficaz. Pañuelo, ¿te acuerdas? Igual has oído hablar de ellos. Antes los había de tela, pero como la ciencia avanza que es una barbaridad los han inventado de papel, de usar y tirar, desechables, vamos. Aunque siempre hay gente reacia al progreso, nostálgicos, *vintages* que se hacen llamar ahora, y utilizan los de papel, pero los guardan para varios usos en el bolsillito. Que la verdad, no es lo suyo. Eso es una auténtica bomba biológica «de bolsillo». Evita reutilizarlos, aunque con la sonada no hayas llenado todo el papel, *eso* no se guarda para aprovecharlo más tarde. Si lo que te preocupa es el medio ambiente, no desperdicies folios, tira los cartones y revistas al contenedor azul[66], pero no guardes bolas de clínex resecos en tus bolsillos, por favor.

Así que recuerda, el moco está ahí para ayudarte y no se quedará para siempre. Si quieres hacer algo, olvida los mucolíticos, bebe líquidos, haz alguna inhalación de vapor de agua o lavados nasales y recurre a los pañuelos. ¿Te parece poco? Pues algo es algo. Ojalá hubiera pañuelos para cuñados.

---

66 Que, hablando de clínex y de reciclaje de papel, los pañuelos de papel (o servilletas) con restos orgánicos o de comida no van al contenedor azul, así que evita llevar allí esas muestras biológicas.

SI COGES FRÍO, TE RESFRÍAS

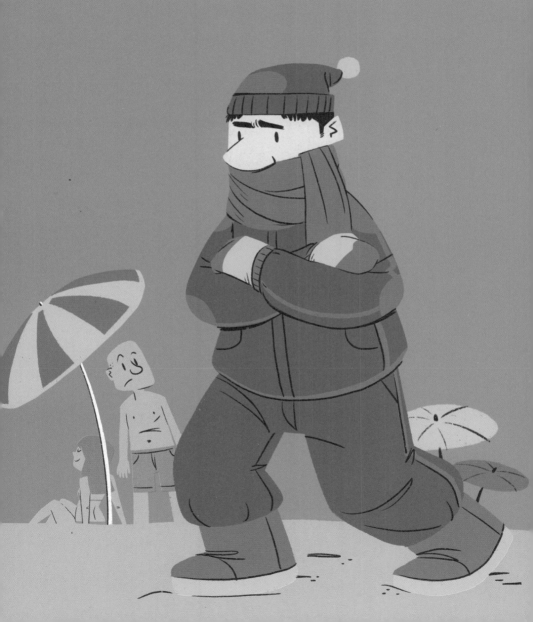

En el manual de la perfecta madre que vela por la salud de sus hijos, y aquí señalo madre no solo porque sigan siendo las que en la mayoría de las ocasiones se hacen cargo de lo relacionado con el cuidado de los niños, sino porque con este tema son bastante más sensibles que los hombres[67], hay un capítulo completo dedicado al frío. Sí. El frío, y da igual que la familia viva en Jaca que en Córdoba. El frío es un enemigo a combatir. ¿Por qué? Porque el frío, resfría. ¡Si hasta el nombre lo dice! Y fíjate que sin ser yo lingüista, creo que ahí está gran parte del problema. Deberíamos prohibir el nombre *resfriado*, así por decreto, y que hubiese que llamarle obligatoriamente *catarro* que si no luego vienen las confusiones. No, el frío no resfría.

---

67 La proporción de mujeres frioleras frente a hombres frioleros es incuestionable. Parece que la mujer está bastante mejor hecha que el hombre, algo evidente a poco que te quieras fijar, también a nivel de ahorro energético. Cuando la temperatura ambiente desciende, la mujer cierra más rápidamente los vasos sanguíneos de la piel para evitar la pérdida de calor. Al hacerlo, se le enfría más rápidamente la piel.

Lo que resfría son diferentes tipos de virus que se transmiten de forma directa por gotitas de saliva (al toser, al estornudar y no te digo si intercambias chupete en la guardería), por las manos, objetos... Y una madre diría: «Pues tú no andes descalzo que entonces sí que te vas a resfriar». Que no, que los virus no entran por las plantas de los pies. Lo prometo. Que será más o menos agradable andar descalzo en enero por un suelo de mármol, pero no resfría. «Bueno, pues eso ahora no resfriará, que sois ahora muy modernos, pero abrígate bien antes de salir de casa». Y tú debes abrigarte, porque el frío es muy desagradable, pero no te vas a resfriar menos por ello. No. Y tus niños no vienen resfriados del colegio porque no se pongan el chaquetón para salir al patio, se resfrían porque cuando no están en el patio, conviven con treinta niños, la mitad de ellos acatarrados[68], metidos juntos en una clase tosiéndose unos a otros o mordiendo el mismo lápiz. «Lo que no me irás a negar es que ponerte en medio de la corriente te resfría, porque si malo es el frío, peor es la corriente». No. La corriente no resfría[69]. Pasar por los pasillos de los congelados del supermercado, tampoco. Que la corriente no viene cargada de bichos, de verdad. Que yo entiendo que

---

68 Algunos incluso con décimas de fiebre. Ese niño que se levanta tontorrón, con mocos, tose un poco, ojos cargados... y que tiene 37,2 °C. Y acaba en el colegio tras un chute de apiretal. El que esté libre de culpa, que tire la primera dosis de apiretal.

69 Y lo digo pese a que pueda suponerme un serio problema con mi familia política. Mi suegra le tiene más miedo a una corriente que a un terremoto, y eso que es una soriana que vive en Sevilla.

no es corriente estar en pleno invierno en mitad de la corriente, pero resfriar, no resfría. Es más, aunque sea invierno y haya alguien malo en casa, hay que ventilar bien la habitación. «¿Ventilar? Sí claro, para que entren virus». No, ventilar bien para que salgan. Que los virus los tiene encima el enfermo y si no se ventila bien la casa, caerán uno tras otro todos los miembros de la familia. «Eso seguro, y la primera mi hija mayor, que se ducha siempre por la noche y se acuesta con el pelo mojado». Pues tampoco. Si quieres, dile a tu hija que use el secador, que va a pudrir la almohada, pero si ha pillado los virus viniendo en el metro, a ellos el secador les va a dar exactamente igual. Prometo que los virus no te visitan por la noche como el ratón Pérez y dicen: «¡A por esta que no se ha secado el pelo bien!».

Es probable que te suenen muchas de esas frases o similares y casi seguro que te las dijeron a ti y ahora se las repites tú a los tuyos (porque este tipo de creencias se transmiten como los apellidos y algunas profesiones, de generación en generación). Pues a partir de ahora ya sabes que no es así. La confusión viene, además de por el maldito nombre, de que en los meses invernales o de mayor frío estos catarros son más frecuentes. Estos virus proliferan más y viven más tiempo cuando hay temperaturas bajas. Si a eso le unes que, como hace frío, solemos meternos a resguardo todos juntos para estar calentitos, no hay que buscar más.

Así que si quieres prevenir esos catarros la clave no está en abrigarte tú y abrigar a tus criaturas[70] como si fueras a viajar en Ryanair, con los tres chalecos y el chaquetón puestos para aligerar el equipaje de cabina. Lo más importante es lavarse con frecuencia las manos, estornudar o toser en el codo (no en la mano, que luego vamos saludando, tocando el pomo de la puerta...) y usar pañuelos desechables, que ya hemos hablado de eso. Por muy abrigado que estés, si llegas a casa y no te lavas las manos que traes llenas de virus que has ido recogiendo en la barandilla de la escalera, en el pomo de la puerta, en la manecilla del taxi o en el cambio en la panadería... y que además te acabas llevando a la boca[71], no hay nada que hacer.

---

70 Un consejo sencillo. Si estás en el parque con tu hijo y tienes frío, puedes abrigarlo a él (que no suele tener tanto frío porque tú estás sentada en el banco y él se ha tirado doscientas treinta y dos veces por el tobogán), pero sobre todo abrígate también tú. Si no, al rato seguirás con frío y volverás a abrigarlo.

71 Por cierto, si vas de compras y entras al probador: ¿tú también agarras la percha con la boca mientras le pones la camisa encima?

LEER A OSCURAS PERJUDICA LA VISTA

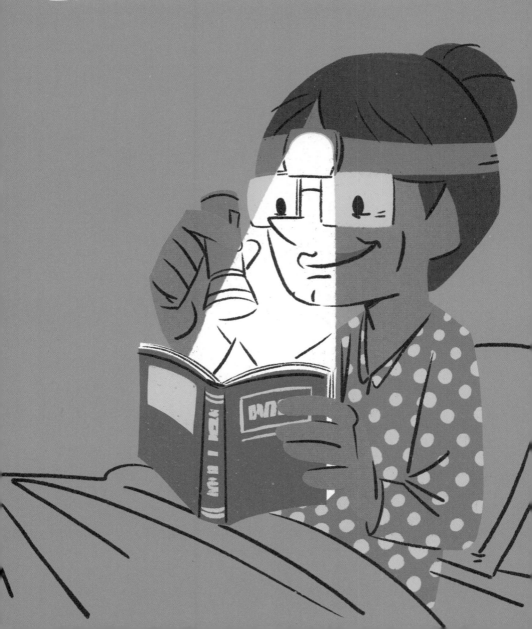

También es que nos gusta complicarnos la vida. Con la de cosas variadas y algunas muy divertidas e incluso excitantes que se pueden hacer a oscuras como mirar las estrellas, dormir, ver una película, ahorrar luz, escuchar música, comer[72], esperar que llegue tu hermano de marcha y darle el susto de su vida, charlar con una amiga y arreglar juntos el mundo, hacer meditación, robar unas joyas, practicar sexo..., pues nos empeñamos en leer. Chiquillo, si quieres leer, enciende la luz, más que nada para que seas capaz de hacerlo. Pero a veces es que nos gusta ponernos las cosas difíciles. Nos empeñamos. Queremos montar los muebles de IKEA sin mirar las ins-

---

72 Ahora está de moda ir a comer a restaurantes donde estás absolutamente a oscuras, para que no veas nada, para que solo te concentres en la comida, sin que la vista te distraiga. Lo de comer, como otras cosas, hay gente que prefiere hacerlo con luz y otros que prefieren a oscuras. Va por gustos.

trucciones[73], sacar ese calzoncillo del fondo de la maleta sin deshacerla, abrir los regalos sin estropear el papel (que es de regalo, ni que lo hubieras pagado tú), ir a un homeópata y que nos cure algo, ir a un restaurante de vanguardia y salir sin hambre y, sí, leer con poca luz.

Pero una cosa es que nos compliquemos la vida y otra muy diferente que sea peligroso (bueno, lo del homeópata puede serlo más que nada por retrasar una consulta de medicina real), y leer con poca luz no daña nuestra vista. A ver, si intentamos leer sin luz ninguna no vemos nada, hasta ahí bien. Si hay buena luz, vemos estupendamente. ¿Y si hay poca luz? Si leemos en penumbra, leeremos regular pero poco más. ¿Te imaginas decirle a alguien «no escuches música tan bajito que te vas a dejar los oídos»? Si algo puede dañar la vista es el exceso de luz, la luz demasiado potente (y si no prueba a mirar al sol un cuarto de hora o a soldar sin la careta de Darth Vader), pero no su defecto, igual que ocurre con el sonido. Cualquier actividad donde hagamos trabajar la vista en condiciones de poca luz no afecta a la capacidad de visión del ojo, ni te salen cataratas, ni te aumenta la miopía ni el astigmatismo, ni se te desprende la retina, ni por supuesto se te cae un ojo. Lo que sí puede producir es fatiga o cansancio porque obligamos a hacer un sobresfuerzo a la musculatura encargada del enfoque y la

---

73 Aunque sea la segunda mesilla de noche que montas, igual, igualita que la primera, si no vas mirando las instrucciones te saltarás el paso 4 sin darte cuenta; al terminar te sobrarán dos tornillos, los verás y pensarás: «Anda, si esta mesilla trae dos tornillos de sobra». Y no, IKEA no regala tornillos.

acomodación, igual que ocurre si, por ejemplo, estamos mucho tiempo usando el ordenador, y quizá veas un poco borroso, tengas algo de enrojecimiento, sensación de pesadez y necesites parpadear más a menudo, pero nada que no se recupere descansando.

Así que no te compliques tanto, coge las instrucciones de IKEA, rompe el maldito papel de regalo, no vayas a homeópatas, que agua ya tienes en casa, si tienes hambre vete a un asador y aunque la vista no te la vas a estropear, si vas a leer, póntelo fácil y enciende por lo menos un flexo. Y si se va la luz, seguro que encuentras otras formas divertidas de pasar el rato.

HAY QUE BEBER DOS LITROS DE AGUA AL DÍA

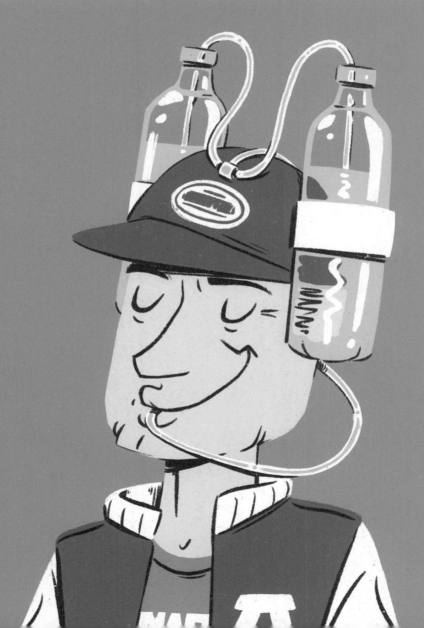

La verdad es que el cuerpo humano está bien hecho. Algún fallito tiene, pero en general no me digas que no está conseguido. ¡Y todo de serie![74]. Podrás creer que ha sido Dios o los años de evolución los que nos han ido perfeccionando poco a poco desde que éramos amebas, pero no podemos quejarnos. Sí, ya sé lo que estás pensando, unos cuerpos están mejor hechos que otros[75], claro, pero es que si todos fuéramos iguales, vaya aburrimiento. Y qué complicado sería reconocer a la gente. Hay cosas geniales en el cuerpo humano. Los párpados, por ejemplo, ¿no está eso bien pensado? Imagínate echarte una siesta sin párpados. O tener que pasear una tarde de viento, o ver una película de miedo, o ju-

---

74 Hay quien no está contento con lo que le viene de serie y le mete extras (más pelo, más pómulo, más pecho...) y quien por el contrario cree que tiene más de lo que necesita y se lo quita (menos nariz, menos arrugas, menos barriga...).

75 A mí, por ejemplo, me parece que los de las mujeres están mucho mejor hechos que los de los hombres. Dónde va a parar.

gar al mus o, sin ir más lejos, saber a quién preguntarle en el *chino* de abajo de tu casa. Los párpados son una maravilla. Y las rodillas. ¿Qué me dices de esas rodillas? Imagínate la cosa más cotidiana sin rodillas. Sentarte en el váter, por ejemplo. O agacharte a coger una moneda, montar en bici, acurrucarte cuando hace frío, tirarte en bomba, cortarte las uñas de los pies... Si no tuviésemos rodillas, habría que inventarlas. Mil cosas, mil cosas están estupendamente hechas en el cuerpo. Esos riñones que vienen dos para que te quede uno después de pagar la hipoteca, esas uñas que por más que te las cortes siguen creciendo para que puedas rascarte, ese ombligo para guardar las pelusas, esos genitales justo a la altura de la mano... Sí, hay algunas cosillas que no valen para mucho, como el meñique del pie o los pelos que salen en los hombros, pero el resto está bastante conseguido.

Y ya no te digo si hablamos de los mecanismos de funcionamiento y autorregulación. El cuerpo es la bomba. ¿Que necesitas nutrientes? Te entra hambre. ¿Que no te cabe más orina en la vejiga? Te entran ganas de orinar. ¿Que tienes que bajar la temperatura? Te entra calor, sudas para bajar la temperatura y sabes que tienes que refrescarte. ¿Que tienes frío? Pues lo contrario, te entra frío, tiemblas para subir la temperatura y sabes que tienes que abrigarte. ¿Que necesitas descansar? Te entra sueño. ¿Que te gusta tu amiga? Te aprieta el pantalón (incluso hay veces que el pantalón se da cuenta antes que tú). ¿Que necesitas líquido? Te entra sed..., y así todo. Es una máquina casi perfecta. Pues por lo visto alguien se ha empeñado en que el cuerpo acierta con todo, pero con todo, menos con la sed. Sí. Aunque no tengas sed, bebe. Por qué. Porque sí. Porque qué sabrá tu cuerpo lo que le hace falta. Y no contentos con decirte que debes beber aunque no tengas sed, te indican la cantidad: mínimo dos litros de agua al día.

Pues no. No hay que beber dos litros de agua al día. A mediados del siglo XX alguien dijo en Estados Unidos (el mismo año que les dio por lanzar la bomba atómica, por situarnos) que, así de manera aproximada (y sin base científica alguna), era recomendable tomar un mililitro de agua por cada caloría. Para dos mil calorías, dos litros de agua. Y treinta años más tarde otro dijo que sí, que unos seis u ocho vasos de agua al día eran recomendables. Con la misma base científica que el primero. Ninguna. Y así hasta nuestros días, que tenemos legiones de personas que en pleno siglo XXI deambulan por las calles cargadas con botellas de agua mineral para seguir unas recomendaciones del siglo pasado. Porque antes de estos dos visionarios, el ser humano debió caminar sobre la faz de la tierra completamente deshidratado, abandonado a beber solo lo que le dictaba su sed.

Esto se ha estudiado de manera seria y detallada en los últimos años, se ha revisado ampliamente y se ha confirmado que no solo no hay ninguna evidencia de que beber esa cantidad de agua sea recomendable, sino, lo que es más grave, que es una cantidad excesiva para un adulto sano y podría ser más perjudicial que beneficiosa si se tiene en cuenta el riesgo de la hiponatremia (bajada de sodio) que podría provocar. Curiosamente, este tipo de estudios y revisiones en prestigiosas revistas médicas del siglo XXI no han logrado el impacto que nuestros dos amigos de mediados del siglo XX. Me temo que influye en todo ello el interés de las compañías del agua embotellada en perpetuar esta creencia y llenar los bolsos de botellitas de agua mineral. No olvides que esas compañías han sido capaces de vender millones de botellas[76] de un producto que sale por el grifo.

Pero lo más curioso es que ni siquiera los que comenzaron esta idea de los dos litros dijeron en ningún caso que debieran ser de agua bebida; valoraban dentro de ese cómputo el agua que diariamente ingerimos con otras comidas, sobre todo frutas, verduras y comidas con caldo, y por supuesto bebidas. Pero no, nosotros erre que erre. A beberse los dos litros de agua embotellada como si fuera una promesa. Y usamos muchos tipos de argumentos: «Si tienes sed es que ya estás deshidratado»[77]. Que tiene la misma lógica que si sientes hambre ya estás desnutrido. Ninguna. O el «hay que beber hasta que la orina sea clara». Una cosa es que no sea bueno orinar color coca-cola o rojizo (puede ser síntoma de enfermedades) y otra que lo que mees deba ser inco-

---

76 Es curioso el aire ecológico, natural y de respeto medioambiental que se respira en las etiquetas y publicidades de las aguas minerales. Contrasta con las toneladas de residuos plásticos que genera este consumo de agua embotellada.

77 Quizá es que alguno confunde la hidratación con la batería del coche. Ahí sí, el día que tu coche no arranca, ya está sin bat⸱ ·a. Sin aviso previo. ¡Ojalá tuviera sed y te avisara antes de estar *seca*'

loro, inodoro e insípido[78]. Aunque veinte años antes de que empezaran con la milonga de los dos litros de agua, el refranero español defendía que «Mear claro, cagar duro y peer fuerte, darle tres higas[79] a la muerte».

De verdad, hazle caso a la sed. Es un sistema buenísimo. Avisa mucho antes de que te deshidrates. Lleva funcionando desde el principio de los tiempos. Y no solo nos funciona a nosotros, también al resto de animales de la naturaleza. La única excepción son las edades más extremas, los bebés porque no saben pedir agua (con ofrecérsela vale, que si no quieren no beberán) y los ancianos (o algunos enfermos), donde a veces la sed no funciona del todo como debería y hay que insistir un poco más. En el resto va como un tiro. Tu sed, si eres una persona sana, es el mejor indicador para que bebas. Obligarte a ti o a los tuyos a beber sin sed tiene el mismo sentido que obligarte a comer sin hambre, a dormir sin sueño o a mear sin ganas.

---

78 Imagino que lo de insípido asociado a la orina te ha dado un poco de asco, pero te informo de que hace años, mucho antes de que existieran los análisis, los médicos cuando un paciente orinaba mucho (diabetes) probaban la orina para ver si era dulce «como la miel» (diabetes mellitus) o no (diabetes insípida). Eso sí que era vocación.

79 Higa. Hacer la peineta, sacar el dedo, hacer los cuernos... En definitiva, cualquier obscenidad hecha con los dedos de la mano.

¡QUE NO SE MUERDA LA LENGUA!

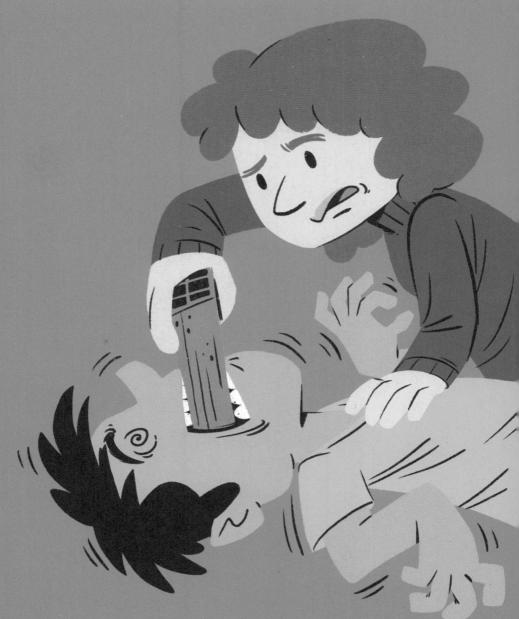

Morderse la lengua es una de las cosas más dolorosas que hay y si no de las más dolorosas, sí de las cosas tontas más dolorosas, junto a cortarse con un folio, arrancarse un padrastro o el dolor de la viuda[80]. Por tanto, es lógico que tratemos de evitarlo. A nuestros hijos les pedimos que coman con cuidado para evitar que accidentalmente lo hagan, a nuestros amigos ante las injusticias les invitamos a no hacerlo y a defender sus derechos[81] y a las personas que tienen una convulsión, una crisis epiléptica, les hacemos todo tipo de perrerías y técnicas peregrinas para evitar que sufran una mordedura.

80 Dolor de la viuda o de la suegra, dado que ambos, como el del codo, duelen mucho pero duran poco. El refranero deja a buena altura las relaciones y afectos familiares. Claro que siendo de la viuda habría que pensar qué vida le daba el difunto...

81 Ese tipo de mordedura, en caso de producirse, no duele, pero en algunos casos envenena.

Y es tal cual, si alguna vez has visto a alguien convulsionar a tu lado, raro será que algún otro testigo no se haya abalanzado hacia la persona en cuestión y, al grito de «que no se muerda la lengua», le ha intentado meter lo que sea en la boca. Y cuando digo lo que sea es lo que sea. Lo más clásico: un cinturón. ¿Por qué un cinturón? No lo sé, pero es lo primero que se les ocurre. Pero si no hay un cinturón, no importa, puede ser una cartera, un bolígrafo, una libreta, una cuchara, un pañuelo, un palo o «algo duro, dadme algo duro». Cuando es el cinturón, el momento cobra especial interés y no ya por los tintes heroicos de tratar de sacarse el cinturón rápidamente a la vez que se corre hacia la víctima, sino por la posibilidad de que el pantalón en esa carrera caiga hasta las rodillas.

Pues no, no hay que meter nada en la boca de la persona que está teniendo una convulsión. Tus propios dedos, menos (en una ocasión atendí un arrancamiento completo de un dedo por este motivo). Aunque es cierto que en muchos casos se pueden producir pequeñas mordeduras, estas suelen ser de poca entidad y, sobre todo, no pueden prevenirse. En estas convulsiones generalizadas aparece una contracción mantenida de la musculatura de la zona maxilar, lo que provoca un cierre firme de la mandíbula, con una gran fuerza. Normalmente no da tiempo a llegar, y ponerse a apretar con el objeto en cuestión para tratar de abrirle la boca no conseguirá nada más allá de herirle la encía o romperle un diente. Sí es cierto que si se ve venir la convulsión (en pacientes epilépticos habituales y con unos síntomas previos o aura que avisa puede ser posible), sería ideal que si tienen una dentadura postiza o están comiendo algo se le pudiera quitar la dentadura o sacar el alimento en cuestión. Poco más. Abrir esa boca una vez que se cierra en una crisis convulsiva, es más difícil que abrir un frigorífico moderno recién cerrado. Y, sobre todo, si ya ha cerrado la boca y quizá se ha mordido la lengua, para qué le vas a tratar de abrir la boca, ¿para que se muerda otra vez?

No, no se debe meter ningún tipo de objeto en la boca de una persona que convulsiona. Es más, a una persona que convulsiona no hay que hacerle prácticamente nada más que dejarla convulsionar. Puedes retirar algún objeto cercano para evitar que se golpee con él, poner algo blando bajo la cabeza por si se golpea con fuerza contra el suelo y poco más. Déjalo convulsionar tranquilo, que como te empeñes en que no se muerda la lengua... igual lo que consigues es que al recuperarse no se la muerda y te diga lo que piensa de que le hayas echado abajo la encía tratando de meterle entre los dientes una cuchara mientras te mira anonadado con tu cinturón a medio quitar y los pantalones cayéndote a la altura de las rodillas.

¡QUÉ BUENO ES UN ZUMO NATURAL!

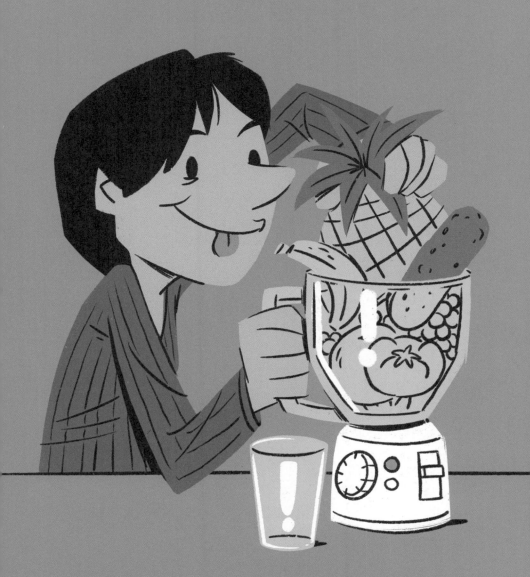

Hay pocas cosas que puedan hacer más feliz a una madre que ver cómo te bebes entero un buen vaso de zumo de naranja antes de irte al colegio. Y si es un vaso de esos anchos donde uno no sabe si beber o meter los pies a remojo, más. Esa alegría y satisfacción materna solo pueden ser superadas por hacerlo rápido, recién exprimido (a menudo por ella misma), «antes de que se le vayan las vitaminas». Que a ver, si es por dar satisfacciones a una madre, no hay más que hablar. Una madre es lo más grande, y si es por hacerla feliz, como si hay que comer caracoles sin sacarlos de la concha. Cruje, sí, pero si ella está contenta... También para que ella estuviera contenta le dijiste que tú no bebías (tus amigos, sí), ni fumabas (tus amigos, sí), ni faltabas a clase (tus amigos, sí), ni por supuesto pasabas de unos castos besos con tu novia (tus amigos, sí, con las suyas claro)..., que luego con razón a tu madre le extrañaba que fueras tan bueno y responsable con esas amistades que tenías. Para hacerla feliz, guardaste también sin rechistar esas horitas de digestión, te dejaste peinar con colonia, te lo comiste todo, no te fuiste a la cama sin tomarte al menos un vasito de leche, evitaste las corrientes... En fin. Si hablamos de darle satisfacciones a una madre, no hay más que hablar. Madre no hay más que una y a mí (y a mi libro) me encontraste en la calle.

Ahora bien, si dejamos a las madres a un lado, dejemos también algo claro. Lo bueno, lo recomendable, lo deseable es comer fruta. Comer. No beber fruta, comerla. Que no es lo mismo. La recomendación de cinco raciones al día de frutas y verduras es eso, cinco raciones, no un zumo de alguna de ellas. Y son eso, raciones y no piezas (que alguno pensará que con cinco cerezas ya cumple y a otro igual le da algo tratando de acabarse el cuarto melón o la quinta piña del día). Cuando comes la fruta entera, te sacias más, la ingieres más lentamente, pues requiere la masticación, lleva toda la fibra... Por el contrario, el zumo supone una ingesta rápida, con escasa saciedad, con casi los mismos azúcares libres[82] que un refresco. Sí, tal cual. A nivel metabólico es muy diferente beber zumo que comer fruta entera. De hecho, la ingesta habitual de zumos naturales se asocia a ganancias de hasta cinco kilogramos al año, produce caries y aumenta el riesgo de padecer diabetes. Es cierto que un zumo de naranja tiene una buena dosis de vitamina C, pero también lo es que los españoles en general vamos bien servidos de ella con nuestra dieta (hasta dos y tres veces el nivel recomendado) y que la naranja tiene la misma vitamina si te la comes en gajos, pero no te pica

---

82 Normalmente nos preocupa mucho leer en las etiquetas si tiene o no «azúcares añadidos». Hay que limitar la ingesta de azúcares libres, añadidos o no.

los dientes. Así que si quieres una dosis de vitamina C por las mañanas en invierno, coge una naranja, te la pelas (la naranja) y te la comes.

Claro que lo del zumo ese de invierno «para subir las defensas» también podríamos hablarlo. El beneficio de la vitamina C está en que «contribuye al funcionamiento normal del sistema inmunitario», pero eso no significa que vaya a prevenir que te acatarres y, como ya he dicho, vamos bien servidos de la vitamina sin necesidad del zumito matutino. No, no te va a evitar milagrosamente catarros y gripes aunque si te lo pides en un bar, te lo cobran a precio elixir de los dioses. Porque si antiguamente se pagaba en sal, luego en oro y plata, después en monedas..., ahora si quieres invertir en lo que tiene valor de verdad, déjate de bitcoins o de barriles de Brent, hazlo en zumo de naranja de bar[83]; no en naranjas, no, ni en zumo..., en zumo de bar. Vitamina C a precio de oro.

Y aclaro, las vitaminas del zumo no desaparecen nada más ser exprimido como los amigos cuando tienes una mudanza. El zumo puede amargar, eso es verdad, y si te lo bebes tres horas más tarde no sabes si te estás tomando un zumo o una tónica, pero no porque esté sin vitaminas, ellas siguen ahí hasta doce horas después. Vamos, que lo de «bébetelo antes de que se vayan las vitaminas» podría incluir tomártelo en la merienda.

---

83 Que no será el coste por la mano de obra, que con esa máquina diabólica aniquiladora de naranjas, el zumo se hace en un pispás y aprovechando unas naranjas pequeñas y feas que nadie compraría.

No. Sustituir la fruta por su propio zumo no es recomendable. Cómete la fruta entera. Y si puedes, sin pelar (no hablo de sandías y cocos). No abuses de los zumos, aunque sean naturales. Si tienes sed, bebe agua. Si quieres fruta, come fruta y no bebas solo su zumo. Y si es por hacer feliz a tu madre, siéntate derecho en la silla y no pongas los pies encima de la mesa.

TOMAR COLÁGENO FORTALECE LAS ARTICULACIONES

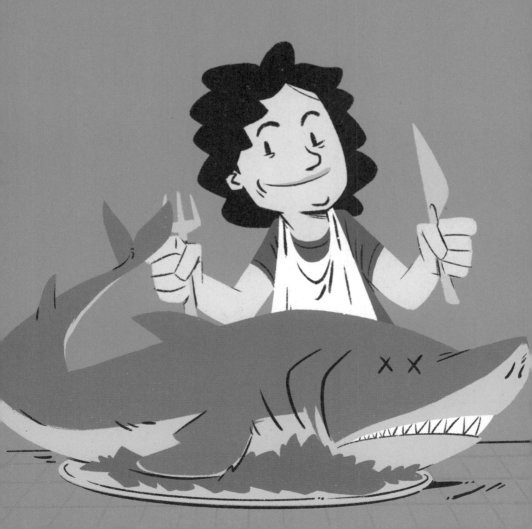

Nunca se nos ocurriría comer pelo de cabra para luchar contra la calvicie. Ni comer uñas de ñu pulverizadas para mejorar la fragilidad ungueal, ni corazones de pollo para nuestros problemas cardiacos, ni ojos de besugo para frenar la vista cansada. Pero por una misteriosa razón, sí nos parece buena idea comer cartílago de tiburón para fortalecer las articulaciones. Parece que en el colágeno sí funciona la creencia de que «lo que se come se cría», pero no en el resto. ¿Por qué? Porque la industria se ha puesto las pilas en este asunto. No dudes que, como se empeñen, empezaremos a pagar a precio de oro las cápsulas con extracto de ojos de besugo.

Y es que existe una moda que invita a suplementar la dieta con colágeno porque parece que así protegemos las articulaciones, mejoramos la artrosis, recuperamos ¡y prevenimos! lesiones deportivas. A ver, el colágeno es una proteína presente en los tendones, la piel, los huesos... Cuando nos lo comemos (ya sea con un buen plato de callos o en cápsulas a medio riñón el kilogramo), durante la digestión se fragmenta en aminoá-cidos que serán absorbidos y que el cuerpo utilizará para lo que sea. ¿Para las articulaciones? O para cualquier otra cosa. Igual que los aminoácidos que obtenemos de comer cualquier otro tipo de proteína (carne[84], pescado, huevos, legumbres...). «Pero si yo como cartílago de tiburón ese colágeno irá a formar cartílagos». Pues ya hemos visto que no, igual que el músculo del corazón de pollo (sí, esos chiquititos que vienen con los higaditos) no va directamente a fortalecer tu miocardio.

Pero lo más grande[85] es que lo que nos meten por los ojos no es solo comer colágeno, algo que podríamos arreglar comiendo carne, un buen plato de callos o una deliciosa gelatina de esas de tu infancia, sino comprar unos suplementos en diferentes formatos y de precio bastante superior. ¿Lo bueno no era el colágeno? «Sí, claro, pero el que yo te vendo en cápsulas, no el de la gelatina». No hay más preguntas.

No, ni el cartílago de tiburón ni el colágeno ni la condroitina ni el ácido hialurónico han demostrado que por ser consumidos mejoren en nada nuestra salud articular[86] y sí pueden perjudicar la salud de nuestro bolsillo.

---

84 Las carnes cuanto menos colágeno tienen se consideran mejores, tienen «menos nervios» (menos fibras) y, por lo tanto, son más caras. Pero luego el colágeno, ¡a precio de oro! El tema tiene tela.

85 He dicho «lo más» grande porque «la más» grande es la Jurado.

86 Que no porque lo diga yo, que lo dicen los que saben. En este caso, la Autoridad Europea de Seguridad Alimentaria: no existe relación causa/efecto entre el consumo de colágeno y el mantenimiento de las articula-

Pero seguramente tú has leído en algunos de esos envases y en mensajes publicitarios que «Ayuda a la formación de colágeno» y has visto dibujos preciosos de rodillas y caderas en tonos azules con articulaciones fluorescentes. Tiene trampa. Primero: poner dibujos en los envases es libre, podrían dibujar también un orinal, pero igual desde marketing han visto que venderían menos. Segundo: ponen un asterisco junto a la frase y al leer la nota al pie (suponiendo que la vista te dé para leerla, aunque si no comes ojos de besugo no me extraña que no puedas), verás que contiene el 15 por ciento de la CDR (cantidad diaria recomendada) de vitamina C. Es decir, que como la vitamina C ha demostrado que participa en la formación de colágeno, le añaden al cartílago de tiburón un poco de esa vitamina (bastante menos de lo que tiene una naranja) y ya con eso pueden hacer esa afirmación. Sí, lo de «Ayuda a la formación de colágeno» no se refiere al colágeno que lleva, sino a la vitamina C que le añaden para que cuele.

Y, ojo, que estos trucos son muy repetidos con otros «alimentos funcionales», porque la vitamina C tiene admitidas muchas alegaciones saludables. Así que si lees en batidos, yogures o algún suplemento nutricional que ayuda a fortalecer las articulaciones, contribuye al funcionamiento del sistema inmunitario, disminuye el cansancio y la fatiga, mejora las piernas cansadas, protege de la oxidación (ni que fuéramos candados), contribuye al funcionamiento del sistema nervioso, al metabolismo

_____

ciones. Tampoco los estudios disponibles sobre medicamentos basados en estos principios demuestran mejorar la artrosis ni el daño articular.

energético o incluso a la función psicológica normal... no es ni por el colágeno ni por el hialurónico ni por el ginseng ni por la jalea real ni por el *Lactobacillus* ni por el cartílago de tiburón, es por la vitamina C, la misma que tienes en muchísima más cantidad en una naranja. Pero, claro, a la naranja ni le caben ni le hacen falta tantas etiquetas.

Si quieres una buena salud articular, lucha contra el sobrepeso, haz actividad física regular, evita fumar, haz una dieta completa donde no falten las proteínas ni tu buena dosis de vitamina C. Y si aun así te empeñas en querer comer colágeno, deja en paz a los tiburones, ahórrate el dinero de los suplementos y hazte una gelatina.

SI SANGRAS POR LA NARIZ ¡ECHA LA CABEZA HACIA ATRÁS!

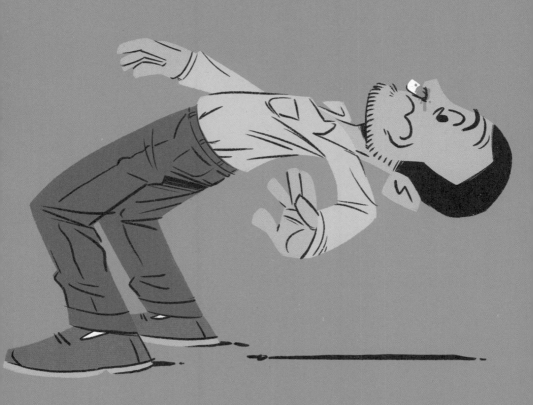

Hay pocas cosas tan escandalosas como la sangre. Cuando algo sangra mucho, solemos preocuparnos y aunque en muchas ocasiones tiene importancia, en otras no tiene tanta. Si vomitas sangre, a urgencias corriendo y sin pasar por la casilla de salida. Si sangras mucho tras ir al baño[87] (o antes, o durante, o mediante... o en cualquier otra preposición), también. Si orinas sangre o sangras por un oído, también debes ir... Pero luego hay sangrados que, en general, no tienen mucha importancia. Un claro ejemplo es la menstruación[88] que no solo

---

87 Hay sangrados y sangrados. Si más que ir al baño, ha sido casi un parto (el estreñimiento está muy extendido) y luego manchas el papel con un par de gotas de sangre roja, pues a tomar más fibra y beber más agua. Pero si te sientas en el baño y parece que estás de matanza haciendo morcilla, a correr.

88 A ver si dejamos de hablar de la menstruación como «estar mala». ¿Mala? De mala nada, es señal de que todo va estupendamente. Llámale regla, menstruación, periodo, o como Góngora, «calendas purpúreas»... pero ¿mala? Lo que sí es motivo de consulta con tu médico, sin salir corriendo pero sin falta, es la aparición de un sangrado si tienes ya la menopausia.

no es preocupante, sino que es fisiológica y normal. Otros son pequeñas heridas que, a veces, aunque no tengan gran importancia y no requieran ni siquiera una sutura, pueden producir un sangrado aparatoso. Y el otro gran grupo es el sangrado nasal o *epistaxis*.

La mayoría de los sangrados nasales no tienen ninguna importancia salvo, eso sí, que sean después de que te hayan dado un cabezazo a lo Chuck Norris. En ese caso conviene que vayas a urgencias porque puede ser señal de una fractura nasal. Pero si el sangrado es espontáneo[89], el único motivo para consultar sería que este no se controlara después de hacer lo recomendado. Y no, lo recomendado no es echar la cabeza para atrás. ¿Echar la cabeza para atrás? ¿De verdad? «Claro, es que así no sangra». Así no sangra no, así no ves tú la sangre. Vamos a ver, la nariz tiene dos orificios exteriores (los que vemos, los que algunos exploran sin fin en los semáforos) y otros dos interiores llamados coanas, que comunican la nariz con la parte alta de la faringe (garganta). Por lo tanto, si sangramos y echamos la cabeza hacia atrás, lo único que conseguimos es que la sangre en lugar de aparecer por delante caiga hacia la garganta. Que no la vemos, claro, pero sangrar seguimos sangran-

---

89 Una de las cosas que preocupa mucho ante un sangrado nasal es que «sea de la tensión». Ocurre en alguna ocasión, pero no es lo más frecuente. Puedes tomártela en casa si tienes un buen aparato (de la tensión) y si no acercarte a una farmacia. Si estuviera bastante alta (por encima de 170 o 180 de máxima o 110 de mínima), debes acudir a urgencias. Si tienes 150/95, aunque sea un poco alta, el sangrado no es por eso, puedes evitarte el paseo, y si la tensión se mantiene en esas cifras varios días, ve a tu médico de familia.

do y encima nos tragamos esa sangre o se acumula en la garganta hasta formar un buen coágulo, con la fatiga[90] que da eso. Un gusto, vamos.

¿Qué hay que hacer? Bastante sencillo. Primero, sonarse bien la nariz. Hay gente que viene por un sangrado que no se corta y lo que tiene es un goteo continuado de un gran coágulo que se le ha formado en la nariz, así que a limpiar bien aunque salgan por ahí higaditos de pollo. A continuación presionar el lateral de la nariz que está sangrando y mantener esa presión durante al menos quince o veinte minutos. Esa presión suele ser suficiente para frenar el sangrado y al mantenerlo ese tiempo permitimos que se cierre el punto sangrante. Podemos ayudarnos introduciendo dentro de la nariz, por el agujero que sangra obviamente, una gasa enrollada (algodón no, por favor, que eso *despelucha* y se te queda todo ahí pegado) que luego habrá que retirar con suavidad.

Cuando dejes de sangrar, no te hurgues en la nariz (sin sangrar tampoco está bonito) y suénate con suavidad si lo necesitas. No es raro que esa pequeña postilla o costra que ha frenado el sangrado pueda desprenderse y empezar a sangrar de nuevo en las primeras horas. Haz lo mismo.

---

90 Fatiga. En Andalucía, además de cansancio, significa náuseas. Y la gente habla de la fatiga (a secas) y de la fatiga seca. La segunda es muy desagradable porque se mantiene sin llegar a vomitar para poder aliviar la sensación.

Tranquilidad con los sangrados nasales y si tu niño es de los que los sufre con frecuencia, enséñale estos consejos y, sobre todo, entrénalo en ignorar por completo a quienes le digan: «¡Echa la cabeza para atrás, echa la cabeza para atrás!». Que en el sangrado nasal, «ojos que no ven, sangre que te tragas».

SIN UN PINCHAZO NO SE ME QUITA

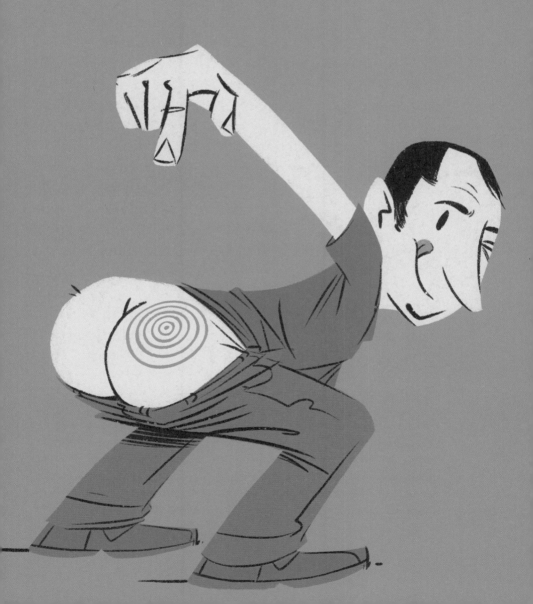

No hay pinchazo bueno. Piénsalo. Ni los de las colchonetas de playa, ni los de los toreros ni tampoco los de la rueda de la bici de tu niño que te pillan a mitad del paseo y sin parches ni *bimba*[91]. Por supuesto, no lo son los del coche camino de la playa con el maletero hasta arriba, los tres niños preguntando «Cuánto queda», el táper con filetes empanados y tu suegra con la bolsa de congelados entre las piernas (en el suelo, vamos); ni los que te dan en el lado cuando corres mal[92]; ni los que te hace la policía en el teléfono (lo malo no es el pinchazo, es que te lo tengan que hacer). Y no lo son tampoco los que te dan hasta que saltas, ni los de tu empresa cuando no funciona ni los que te pega la muela con el torno del dentista ni, qué decir, los de los preservativos que a veces acaban en mellizos. Es que no hay uno

---

91 Quien dice bimba, dice bomba, pero es que en mi casa siempre hemos dicho bimba, como la Bosé.

92 El clásico dolor del flato.

bueno[93]. Y me imagino que para compensar, le hemos puesto fe a los pinchazos en el médico. ¡Cómo nos gusta un pinchazo!

Le tenemos una fe a los pinchazos espectacular. Ríete tú de algunas campañas de marketing. «Es que si no me pincha nada, no se me va a quitar». Y obviamente no lo decimos por gusto, es que estamos convencidos de que es así. Ha llegado la hora de aclararlo: el pinchazo no hace más efecto por ser pinchado, es que la dosis suele ser mayor que la de la misma medicación tomada por la boca (por ejemplo, el clásico nolotil en cápsulas tiene 575 mg y el inyectable 2.000 mg, casi cuatro veces más) y lógicamente hace más efecto, pero esa situación puede resolverse aumentando la dosis oral si es necesario. En muchos de los casos ni siquiera hace efecto más rápido (el nolotil tarda el mismo tiempo en absorberse vía oral que si se inyecta, el mismo). Y por si fuera poco, el riesgo de daño gástrico de los antiinflamatorios es por su acción a nivel sanguíneo, no por efecto directo de la pastilla al pasar por el estómago, así que tampoco es más seguro elegir un pinchazo por ese motivo.

Y poco más. En algún medicamento el efecto puede ser algo más rápido pero de forma poco significativa, así que la medicación oral es la vía recomendada en los analgésicos, antiinflamatorios y corticoides (sí, puedes ahorrarte el pinchazo de urbasón y que te den su equi-

---

93 Se salva pinchar un buen disco o pinchar un barril de cerveza, pero me rompe el hilo argumental si lo pongo arriba. Y, además, eso es pinchar y no pinchazo. Que no, pinchazo no hay ni uno bueno.

valente vía oral), con lo que su uso mediante pinchazo solo tendría sentido si tienes náuseas, vómitos o una diarrea importante donde es posible que la medicación oral no se absorba bien. Así que evítate el pinchazo y la cojera posterior, salvo que lo que quieras es que te duela tanto el culo que ya se te olvide el dolor que traías.

Sí, abusamos del pinchazo todos y sin sentido alguno. Tanto los pacientes pidiéndolo a veces desde que llegan («Vengo a que me pongan un pinchazo», suele ser la frase de presentación), como los médicos que podemos dejarnos llevar por la inercia contra toda ciencia y hacemos medicina de los años setenta (cada vez que un médico receta una caja de inyecciones, un gatito se entrega a la homeopatía). Y la última moda es usarlo para asustar a los niños. «Como no te portes bien, te van a pinchar». ¡¡¿Perdona?!! Yo no he pinchado a un niño en mi vida, ¡en mi vida! Y si hubiera que pincharle por algún motivo, no sería por portarse mal. «No», aclara el padre excusándose, «si es para que obedezca». He decidido empezar a decir yo al niño: «No, tranquilo, que yo no te voy a pinchar por portarte mal, pero si te portas bien en la consulta, tu padre te va a comprar la Play Station». El argumento es el mismo.

Recuerda, no hay pinchazo bueno. Ni los de las ruedas ni los del dentista ni los del flato, ni tampoco los de las inyecciones. ¿Ha quedado claro? Hazme caso, aunque no termines de entenderlo. Tu culo me lo agradecerá.

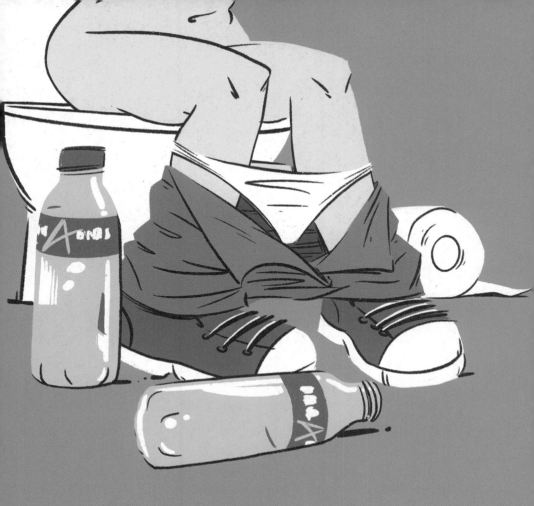

EL AQUARIUS
ES MUY BUENO
PARA LA DIARREA

Cuando uno tiene diarrea de las de verdad, de esas que no sabes si te has sentado en el váter, si has abierto un grifo o si estás pintando a pistola, no puede explicarse de dónde sale tanto líquido. ¡Qué barbaridad! Encima no es raro que se asocie con náuseas y vómitos. Solo de pensar en comida se te revuelve el estómago, te da asco no ya la comida o la bebida, sino hasta el agua pese a ser incolora, inolora e insípida (con lo rico que está un vaso de agua fresquita después de correr por el parque, de una siesta de verano en buena compañía o de comer patatas fritas o churros con chocolate). Vamos, te da asco hasta tragar saliva. Pues a poco que hagamos cálculos, y sin necesidad de ser de ciencias, si pierdes mucho líquido por abajo y metes poco por arriba, no es raro que te puedas deshidratar. Y aquí es donde ha triunfado el Aquarius. Ojo al tema. Una bebida para deportistas pero que acabó triunfando en los enfermos y que, ojo *spoiler*, no es lo ideal ni para los unos ni para los otros.

Sin duda es posible llegar a deshidratarse con una gastroenteritis de las buenas, sobre todo si se asocian la diarrea y los vómitos, con lo que no tienes margen para ir reponiendo lo que eliminas. En esos casos es vital aprovechar al máximo el líquido que tu cuerpo va tolerando para que te repongas lo más posible. Y ahí ha triunfado la bebida en cuestión. Es una bebida que se desarrolló pensando en los deportistas[94] para la reposición no solo de agua, sino también de sales y glucosa. Vale, pero resulta que tú tienes diarrea, no vas a correr la maratón. Una cosa es el líquido que se pierde con el ejercicio y otra muy diferente el que se pierde con la diarrea. Para hacer una correcta reposición hay soluciones rehidratantes que puedes preparar disolviendo en agua los sobres de venta en farmacias. Y si quieres, tienes la opción de su preparación casera. Apunta la receta de la no tan sabrosa pero sí rehidratante *limonada alcalina*:

• Hierve un litro de agua (no hace falta que sea mineral).

• Coge dos o tres limones, los partes por la mitad y los exprimes con cariño hasta sacarles todo el jugo. Añádelo al agua.

• Añade media cucharilla de bicarbonato.

---

94 Con un problema, lleva bastante menos sodio (sal) del que necesita una actividad deportiva intensa, por lo que, según las últimas recomendaciones, tampoco es útil para eso y ha quedado como refresco que solo podría servir para hidratar tras un ejercicio ligero a sabiendas del azúcar que lleva.

- Añade media cucharilla de sal.

- Añade dos o tres cucharadas de azúcar.

- Remuévelo hasta que quede bien mezclado y ya la tienes lista.

Esta limonada es lo único que debes beber durante las primeras horas, a sorbos pequeños[95], sin forzar, según vayas tolerando. Cuando la cosa ya esté un poco más controlada y no vayas más de tres o cuatro veces diarias al baño, entonces introduces poco a poco alimentos sólidos en pequeñas cantidades, que no hay que estar exclusivamente con líquidos, hasta que se corte por completo la diarrea. Puedes ir metiendo sólidos, evitando los alimentos muy grasos (lácteos enteros, fritos, rebozados, carnes o pescados muy grasos), ricos en residuos (aunque la fibra es muy saludable ahora no conviene abusar de ella y debes evitar verduras y frutas crudas o legumbres salvo que les quites la piel) y los dulces.

Un dato importante: existe una cosa que se llama el reflejo gastrocólico, muy común en los lactantes[96], que también aparece a veces en el colon irritable y durante las diarreas, y es el que explica que, a poco que

---

95 Importante a pequeños sorbos. A veces tienes una sed tremenda y si te bebes medio vaso de golpe no es raro que lo vomites a los cinco minutos. Tranquilidad. Poco a poco.

96 Es el que explica que muchos de ellos a poco que toman el pecho o el biberón decoren el pañal con el chorro de mostaza.

comes o bebes, tengas que salir corriendo al baño pidiendo pista. Que piensas tú: «Qué jodido el cuerpo, que parece que me está esperando». Tal cual. Cuando se te ocurre beber (aunque solo sea una taza de líquido), tal y como llega al estómago se pone en marcha el peristaltismo, el movimiento intestinal, y acabas sentado en la taza. De taza en taza y cago porque me toca. Pero no por eso debes dejar de beber. Es decir, todo cuanto descargas en el baño iba a salir antes o después, lo único que ha hecho es adelantarse un poco al ponerse en marcha el intestino. Dejar de beber para prevenirlo es inútil.

Si estás con diarrea, con cólicos, con gastroenteritis o como tú le quieras llamar a estar todo el día entrando al baño, recuerda que beber Aquarius no es la solución. Que si es por tomar un poco para quitarte el mal sabor, tómalo si quieres, como si te tomas una Coca-Cola a cucharadas (¡eso me daban a mí!), pero no para rehidratarte. Recuerda, la limonada que te viene bien para la diarrea es la que es como las pilas, alcalina.

LOS MEDICAMENTOS ME HAN DEJADO DE HACER EFECTO

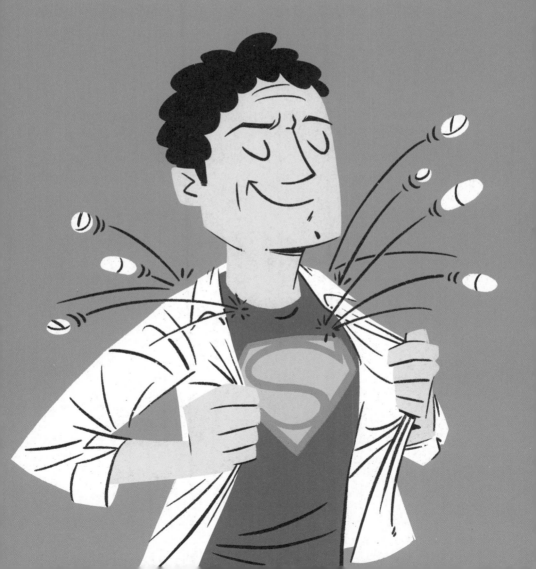

Uno se acostumbra a casi todo. De hecho, uno puede llegar a acostumbrarse a cosas impensables. En el sur, sin ir más lejos, nos hemos acostumbrado en verano a superar los cuarenta a la sombra y, lo que es peor, los veinticinco por la noche. Hay mujeres que se acostumbran a los ronquidos de sus maridos (es más, hay mujeres que incluso se acostumbran a sus maridos); padres primerizos, a estar permanentemente moviendo algo como si fuera un carrito; aficionados, a que su equipo no les dé más que disgustos; votantes, a que sus votados los ignoren; andaluces, a la Cruzcampo[97], y profesores, a que los padres no les respeten. Nos hemos acostumbrado a que la gente defraude lo normal, a ir por IKEA por un carril de una sola dirección como corderos al matadero, a que los supermercados en lugar de regalarnos mil bolsas de plástico nos cobren por cada una de ellas mientras siguen envolviendo con plástico hasta la fruta, a mantener la monarquía, a que el del butano golpee las

---

97 Chiste para los de más allá de Despeñaperros.

bombonas para avisarte como si fuera normal, a montar y cargar tus propios muebles como si fuera moderno, a que una carrera sin un par de másteres no valga para nada (y que con ellos tampoco), a la corrupción, a no ser capaz de encontrar gluten en el Mercadona, a que en la ciudad no se vean las estrellas, a no conocer el silencio, a que si no guiñas un ojo en un wasap nadie pille la ironía, a que el pan de molde sin bordes y con menos rebanadas sea más caro (pero ¡si es menos pan!) y hasta a pagar por ir a un gimnasio a correr encima de una cinta teniendo un parque al lado de casa.

Nuestro cuerpo no es diferente y también se adapta y acostumbra a muchas cosas, y a veces rápidamente. Solo tienes que meter una mano en agua fría y al rato introducirla en agua templada, ¡cómo te quemas! Es que ya se había acostumbrado al frío. ¡Qué rapidez! Ya podía ser igual de rápido el cuerpo acostumbrándose a otras cosas. No sé, al frío de la taza del váter en invierno, por ejemplo.

Y a los medicamentos el cuerpo se acostumbra poco o, mejor dicho, hay pocos medicamentos a los que el cuerpo «se acostumbra» o, como solemos decir, hay pocos que con el tiempo «dejen de hacer efecto». Los más habituales son los tranquilizantes, las famosas benzodiazepinas[98] (como los orfidales, los trankimazines, los

_____

98 Es increíble la cantidad de gente que no es que los consuma, sino la alegría con la que lo hacen. Prueba un día a decir que estás un poco nervioso en una oficina y verás aparecer de los bolsos y bolsillos un repertorio de todos ellos que llevan «por si acaso»...

valiums...), los barbitúricos, los hipnóticos (medicamentos para dormir) y los opiáceos (la morfina y sus primos hermanos, unos mayores y otros menores). Que estarás pensando: «El grupito es de traca». Precisamente por ello, los medicamentos que desarrollan tolerancia llevan a aumentar progresivamente su consumo para mantener el efecto, y por eso son los que tienen mayor riesgo de generar una dependencia[99]. La tolerancia lleva a subir cada vez más las dosis porque sientes que ya no hacen efecto, pero si los dejas, tienes encima un mono que ríete tú de los de Gibraltar. Con el alcohol ocurre exactamente igual[100].

Ahora bien, esto no pasa con la inmensa mayoría de los medicamentos y ni dejan de hacer efecto las pastillas de la tensión ni las del tiroides ni las del azúcar ni por supuesto los antibióticos, por poner algunos ejemplos. «Pues yo antes tomaba una pastilla para la tensión y la tenía bien y ahora ni tomando tres la controlo». Claro. Y de joven a poco que pensabas en una chica te

---

[99] Un paciente nuevo que me asignaron tomaba al día ocho pastillas para dormir, ocho. Pero no para dormir, se tomaba dos juntas cada vez que se ponía nervioso. Y, como deducirás, se ponía nervioso a menudo. Aun así decía que no le hacían efecto. Fue una auténtica lucha ir bajando esa barbaridad de tratamiento al que estaba completamente enganchado (por culpa, sin duda, de todos los médicos anteriores que se lo fueron recetando) muy poco a poco, pues no hay otra manera. Cuando se mudó de la ciudad se despidió de mí con gran afecto y lágrimas en los ojos (quiero pensar que no de alegría).

[100] Cuando alguien presume de beber mucho «sin que le afecte», suele ser señal de que ha bebido bastante y su riesgo de dependencia del alcohol es alto. Y, ojo, a ti no te afecta, pero a tu hígado lo puede estar haciendo polvo. No es para presumir precisamente.

ponías firme y ahora por muy firme que esté una chica la que tú quieres que esté firme está chica. Los cuerpos van cambiando con el paso del tiempo. ¿Me explico? Al inicio de la hipertensión o de la diabetes suele ser suficiente con poco tratamiento para controlarlas, incluso puede no necesitarse medicación (muchos si tuvieran menos kilogramos encima y más kilómetros andados no precisarían casi pastillas), y es normal que con el paso de los años vaya siendo necesario aumentar o cambiar la medicación, pero no porque el cuerpo se haya acostumbrado, es que te hace falta más dosis. Lo de los antibióticos sí es otra historia, pero que no me resisto a contar. Un antibiótico puede darte alergia (igual que a otro se la dan los cacahuetes, a otro las gambas y a alguno parece que se lo da el trabajo) o puede caerte o sentarte mal (diarrea, náuseas, provocarte infecciones por hongos...), pero no hay antibióticos que «a ti no te hagan efecto». Un antibiótico hace efecto o no según:

• Esté o no bien indicado. Si te tomas un antibiótico para un catarro o una gripe, no te hará efecto en la vida, ni aunque sea «el de los tres días»[101]. Son causados por virus y los antibióticos matan bacterias.

• Esté o no bien tomado. Si tienes que tomar un antibiótico en ayunas tres veces al día durante diez días, pero tú te lo tomas cada diez horas durante tres días y con cerveza, igual no hace efecto.

_____

101 Un antibiótico muy de moda que, con eso de que solo son tres pastillas y tres días, parece que estuviera justificado usarlo como si fueran gominolas.

• Sea la bacteria sensible[102] o no. La mayoría de las veces usamos los antibióticos a ojo, sí, por probabilidad, con la confianza de acertar, porque al hacer el diagnóstico no podemos saber con exactitud qué bacteria es y qué antibiótico es mejor para combatirla.

Dicho lo cual, si un antibiótico te cae mal o te da alergia, no dudes en decírselo a tu médico para buscar otra opción (con la alergia es imprescindible, con el «me cae mal» podría verse cada caso), pero si una vez no te hizo efecto no es que a ti no te lo haga, igual lo que no te hacía era falta o simplemente a quien no le hacía efecto era a la bacteria. Que no tiene por qué ser la misma que la de hoy, aunque a ti te escueza al orinar igual, igual, igual que la última vez.

Así que recuerda que a pocos medicamentos nos acostumbramos de verdad y a los que lo hacemos, mejor no hacerlo. ¿Sabes a mí lo que me ha dejado de hacer efecto? El chocolate negro. Ya una onza me sabe a poco. No sé si me he acostumbrado o si me estoy haciendo dependiente.

---

102 Que una persona sea sensible es de agradecer. Que lo sea una bacteria es para comérsela (la bacteria). Porque cuando en lugar de sensible es resistente la que te puede comer es ella a ti. Y cuando los médicos y los farmacéuticos nos empeñamos, que más deberíamos hacerlo, en que no se abuse de tomar antibióticos cuando no hacen falta es porque con eso las bacterias se hacen cada vez más resistentes y estamos quedándonos sin antibióticos. Verás tú la risa como dentro de unos años nos muramos de infecciones uno tras otro como hace sesenta años.

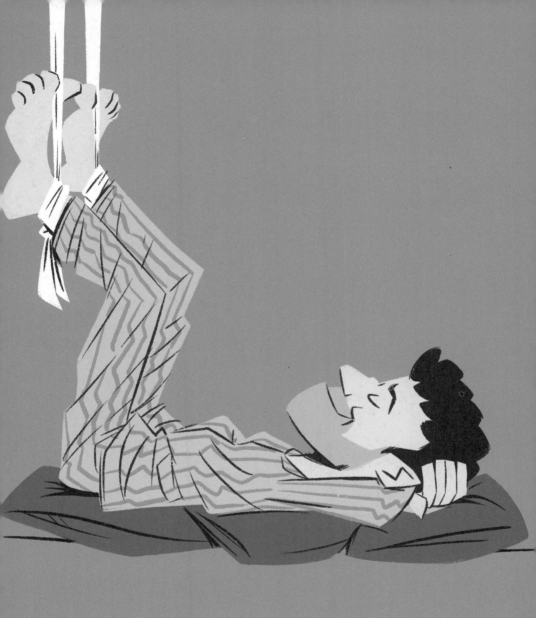

PARA EL LUMBAGO, REPOSO

Nos hemos convencido de que hay que salir de la zona de confort para triunfar, pero no conocemos triunfo mayor que el confort de un sofá. Subimos por las escaleras mecánicas[103] sin dar un solo paso, no vaya a ser que desperdiciemos una caloría. Nos sentamos en el metro, aunque quede una parada. Cogemos el coche hasta para ir a comprar el pan[104]. Ponemos el despertador con el tiempo justo... Y siendo un país con una gran riqueza cultural, arquitectónica y gastronómica, una de nuestras señas de identidad es la siesta. Te lo pueden quitar todo, pero que no te toquen esa cabezadita. No hay duda de que para nosotros el reposo es un valor en alza.

103 Aviso a los habitantes del mundo no civilizado: en la escalera mecánica, si vas dispuesto a no gastar las calorías, quédate aparcado a la derecha y deja que los que tengan sangre y no horchata en las venas puedan adelantarte.

104 Si eres de los que han cambiado la cercanía del vivir en el barrio a la amplitud de las urbanizaciones en las afueras, es lo que tiene.

Y de boca en boca, de paciente en paciente, de vecino en vecino, de generación en generación se ha transmitido que para el lumbago, reposo. Está claro. «¿Que tienes lumbago? Pues a la cama». Si nos parece bueno reposar estando buenos, ¿cómo va a parecernos malo reposar estando malos? Pues no es bueno reposar demasiado ni estando bueno ni estando malo. Es más, es malo reposar estando malo y no muy bueno estando bueno. Y lo único bueno de estar malo puede ser hacer reposo, aunque no sea bueno y no nos ayude a no estar malo. Que yo entiendo que parece lógico: «Si me duele la espalda (lumbago no quiere decir más que dolor a nivel lumbar[105]), la dejo en reposo y que se recupere». Que parece algo intuitivo, razonable, coherente..., pero es falso. También sería lógico que un investigador o un científico estuvieran mejor pagados que un futbolista y hay futbolistas que ganan seiscientos euros por minuto golpeando un balón y científicos que escasamente llegan a esa cantidad en un mes de trabajo. Lo siento, el mundo no es lógico, coherente ni razonable.

No. Para el lumbago no se recomienda hacer reposo en cama. Y no se recomienda porque puede hacerte empeorar. Ni para el lumbago agudo (menos de cuatro semanas) ni para el subagudo (de uno a tres meses) ni para el crónico (más de tres meses). Si resulta que se ha caído la pastilla jabón en la ducha y al agacharte te has

---

105 El famoso dolor de riñones que nada tiene que ver con los riñones, que los riñones de verdad, los de orinar, están bastante más arriba. Pero nosotros les llamamos riñones y nos quedamos igual. Y nos inventamos un bolsito que abrocha en la cintura y ¡le llamamos riñonera!

quedado pillado (no es lo peor que podía haberte ocurrido, créeme), igual no te puedes ni mover de la cama, pues no lo hagas, pero el menor tiempo posible. En cuanto puedas, empieza a moverte y a hacer una actividad habitual, incluso ir al trabajo[106] si el dolor no te lo impide y tu ocupación te lo permite (si trabajas cargando sacos o haciendo mudanzas, no tengas demasiada prisa). Aquí, según parece, el trabajo es salud. Y ocurre exactamente igual tengas o no ciática.

Y lo dicho del reposo sirve igual a la hora de usar una faja: no te pongas fajas para el dolor (ni de abuela ni de deportistas ni reductora ni «de sudar»[107]), ni se recomiendan ni tienen mucho glamur. Si quieres hacer algo de lo que te han aconsejado toda la vida, ponte calor. Eso sí ha demostrado cierta utilidad. Ir a un buen fisioterapeuta que te oriente en esa actividad física puede ayudarte, pero huye despavorido de acupunturas, de los «masajitos», de que te estiren o crujan y de que te den corrientes o ultrasonidos.

Si el jabón se te cayó hace un mes y te sigue doliendo (la espalda), no solo no es recomendable el reposo, sino que es conveniente hacer ejercicio. Busca, obviamente, el más adecuado para ti y el que prefieras. Debe ser un ejercicio que te guste (alguno habrá) o será

---

106 Este mensaje no está patrocinado por las mutuas laborales, lo prometo. Es una recomendación de todas las guías de práctica clínica.

107 Las fajas de sudar es innegable que te hacen sudar, pero perder no pierdes ni un gramo. Sería igual de absurdo que pensar que puedes perder peso por envolverte en film de bocadillo (¡¡hay quien lo hace!!).

complicado que lo hagas el tiempo suficiente. El ejercicio puede ser en la mayoría de los casos la base principal del tratamiento. De hecho, una de las causas fundamentales de los lumbagos es la falta de actividad física. Vamos, que de estar todo el día en el sofá nos da el lumbago y queremos curarlo en la cama. Un bucle sofá-cama del que o sales haciendo ejercicio o saldrás rodando y con un lumbago.

Si tienes un lumbago no te metas en cama, que estar en la cama es una cosa y estar en cama, una muy diferente. No lo hagas, por lógico que te parezca. No lo hagas, aunque seas de los que se dejan llevar por la escalera mecánica parados en el lado izquierdo y que son capaces de protestar porque está averiada... aunque haya un ascensor a veinte metros.

Dicho todo lo anterior

Si quieres guarda dos o incluso tres horas de digestión; evita caminar descalzo y huye de las corrientes para no acatarrarte y, sobre todo, para que el catarro no te baje al pecho; tómate un buen zumo de naranja rápido antes de que se le vayan las vitaminas para evitar que se te bajen las defensas; no tomes leche, que más vale prevenir, no sea que te produzca más mocos; y en caso de acabar resfriado, alterna antitérmicos e inútiles mucolíticos pensando que igual no hacen nada porque te han dejado de hacer efecto.

Compra si te parece alimentos procesados de esos que igual te fortalecen las articulaciones o que te combaten los sofocos, bébete tus dos litros de agua al día ¡mínimo! además de tu vaso de vinito diario, que eso es muy natural y saludable, sin que te falte tu litro de Aquarius si has ido un poco suelto al baño, evitando siempre sentarte en la taza para prevenir la infección de orina.

Por si acaso, elige no leer nunca a oscuras no sea que te dé un principio de miopía; si tienes dolor de espalda por las carnes despegadas, métete en la cama no sin antes dejar de pedir que te pongan un buen pinchazo para que te quite ese dolor tan fuerte, como aquella vez que tuviste una culebrina que estuvo a punto, a punto, de cerrarse.

Si alguien cae a tu lado, puedes tratar de evitar que se muerda la lengua o que se la trague, ponerle agua en la nuca sin falta; si sangra por la nariz, echarle la cabeza para atrás para que sangre menos y, sobre todo, no dejar que se duerma.

Incluso, si quieres, sigue pensando que si el alcohol te pica en una herida será porque está sanando y toma protectores de estómago para cualquier digestión pesada o comida de antiguos alumnos, donde, sin duda, eres el que luce mejor flequillo porque te afeitas todos los veranos para que el pelo te crezca con más fuerza...

Puedes hacerlo, puedes pensarlo, puedes creerlo... por mí no será. Te pregunté si podía hablarte claro y así lo he hecho. Espero que el humor te haya ayudado a ver caer estos mitos y creencias. Pero, sobre todo, deseo que saber la verdad te ayude a sentirte más sano. Que estar sano es mucho más que no tener enfermedades, es no sentirse enfermo.

Para terminar, un favor y un deseo.

El favor: ahora que has terminado el libro, préstalo, pásalo, déjalo, regálalo, compártelo... Sé mi cómplice. El objetivo es que lo lea mucha gente.

El deseo: sé feliz. Todo lo feliz que puedas. Disfruta de la vida, del arte, de la naturaleza, de la comida, de los amigos, del sexo... y ríe siempre que te sea posible. Vive cada día como si fuera el último. Al final, acertarás.

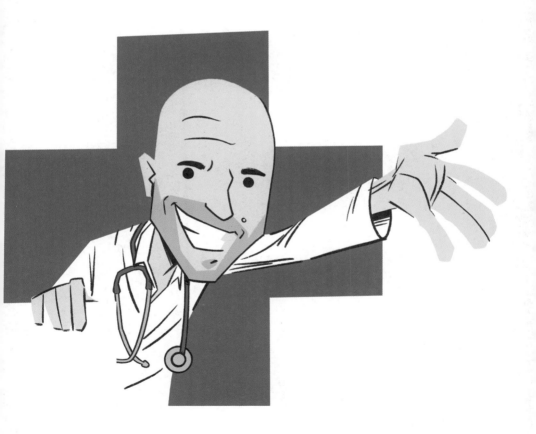

AGRADECIMIENTOS

Gracias

A mis hijas, me hacen feliz cada minuto de mi vida.

A Clara, a su lado soy mejor persona.

A mis amigos y familiares, compartir con ellos mis ilusiones y aventuras es una de las claves de todo.

A David, por sus ilustraciones y su implicación en este proyecto. ¡No será el último juntos!

A Gonzalo, por su persistente confianza. Un honor trabajar al lado del editor de tantos grandes autores.

A Aitor Sánchez, porque gracias a él mis recomendaciones nutricionales a pacientes ya no cojean.

A Televisión Española, por confiar en mí para hablar de salud de forma sencilla, cercana y con sentido del humor.

A todos los que me animan a seguir adelante con mis proyectos.

A los sanitarios que siguen pensando, a pesar de todo, que otra sanidad es posible. ¿La llevamos a cabo?